任之堂悟道中医丛书

任之堂古中医脉法传真

U0364168

余 浩 熊广华
编著

全国百佳图书出版单位

中国中医药出版社

·北 京·

图书在版编目（CIP）数据

任之堂古中医脉法传真 / 余浩，熊广华编著 .
北京 : 中国中医药出版社，2024. 9. -- (任之堂悟道中
医丛书). -- ISBN 978-7-5132-8963-4

Ⅰ . R241.2

中国国家版本馆 CIP 数据核字第 20246NL289 号

中国中医药出版社出版

北京经济技术开发区科创十三街 31 号院二区 8 号楼
邮政编码　100176
传真　010-64405721
北京盛通印刷股份有限公司印刷
各地新华书店经销

开本 710×1000　1/16　印张 13　字数 225 千字
2024 年 9 月第 1 版　2024 年 9 月第 1 次印刷
书号　ISBN 978-7-5132-8963-4

定价　68.00 元
网址　www.cptcm.com

服 务 热 线　010-64405510
购 书 热 线　010-89535836
维 权 打 假　010-64405753

微信服务号　zgzyycbs
微商城网址　https://kdt.im/LIdUGr
官 方 微 博　http://e.weibo.com/cptcm
天猫旗舰店网址　https://zgzyycbs.tmall.com

如有印装质量问题请与本社出版部联系（010-64405510）

出版说明

学习中医不易，然而学好中医自有其关窍：一是熟读经典。读书百遍，其义自见。只有熟到将中医经典内化成自己的知识和思想，到临床时方能信手拈来，应用自如。二是早临床，多临床。只有通过临床实践才能体会中医如何认识疾病、如何治疗疾病、如何取效。三是多思考，多体悟。学习中医需要悟性。悟性为何？悟性是指对事物的感知力、思考力、洞察力，主要指对事物的理解能力和分析能力。悟性并非完全由先天禀赋所定，后天的培养也非常重要。怎样才能学好中医，开启学习中医的悟性？本套"任之堂悟道中医丛书"试图从经典、临床和思悟等几方面为大家打开思路，提供一点灵感和启迪。

余浩，网名任之堂主人，自幼随祖辈学医，后就读于湖北中医药大学（原湖北中医学院），毕业后扎根基层，访名师，参道学，将中国古典哲学融入中医理论之中，创立阴阳九针等新疗法，用于治疗各种疑难杂症，颇有心得。余浩在湖北十堰创立任之堂中医门诊部，每天坐诊看病，边临床，边带徒，教学相长，在多年的传统中医带教过程中，他和弟子将对中医的体悟、学习的收获记录成册，陆续出版了多本任之堂系列图书，受到广大读者的好评。此次我们选择其中的《任之堂医经心悟记——医门话头参究》《任之堂医理悟真记》《任之堂师徒问答录》《任之堂医案讲习录》《任之堂学药记——当民间中医遇到神农传人》《万病之源——任之堂解说不可不知的养生误区》六本著作进行修订再版，作为本套丛书的第一辑。

本套丛书的第二辑包括《任之堂临床中药心悟1》《任之堂临床中药心悟2》《任之堂古中医学启蒙》《任之堂古中医脉法传真》《养生之本精气神——任之堂健康讲记》，此五本著作为首次出版，是任之堂主人余浩近年的最新力作。

希望本套丛书能够成为大家学习、体悟中医道路上的良师益友。

出版者

2024 年 1 月

自序一

《黄帝内经》云："善为脉者，谨察五脏六腑，一逆一从，阴阳、表里、雌雄之纪，藏之心意，合心于精，非其人勿教，非其真勿授，是谓得道。"

自古脉法精微之处，少有人传播，一则考验后学品德，二则需要一定慧根。聪慧伶俐之人，道心当家，慈悲为怀，研习脉法，如鱼得水，登堂入室，指日可待！

当今之世，中医式微，人心浮躁，趋名附势者众，沉心医道者寡，遇有志之同仁，难能可贵，值得珍惜！

余将多年研习脉诊之浅见，与有缘之人共享，愿有缘者，潜心医道，修身齐家，度己度人，惠及大众，圆满人生！

奈何鄙人医道尚浅，脉法领悟亦是初探玄妙，唯有每日临证，日积月累，细心揣摩，方有所悟。愿借此书，广交天下脉友，以脉道为媒，携手并进，共为中医振兴大计！

余浩

2024 年 5 月

自序二

民国大医张锡纯先生言："人生有大愿力，而后有大建树。"中医人受中华文化之滋养，当胸怀仁心，精研医术，普济苍生，广弘医道，为往圣继绝学，为人民谋健康。

中医药乃中华传统文化之瑰宝，脉诊乃中医之绝学。在中医四诊中，脉诊颇为重要，是中医独具特色、简而精的诊法。《黄帝内经》有云："微妙在脉，不可不察。"微者，细小隐匿也；妙者，玄妙精微也。人身心之微妙变化，尽现于寸口脉间，蕴藏过往，贯通当下，预示未来，医者当细心体察。一气周流，阴阳变化，五行生克，藏象联络，诸般理论，皆可融于方寸之中。故由脉诊入手，乃步入中医之门的方便法门。

然而，近年来，脉诊在临床中越来越不受重视，日渐式微。许多医者和中医爱好者在学脉时常常"心中易了，指下难明"，总感觉脉诊晦涩难懂。有鉴于此，吾辈以传承弘扬古中医学为己任，专注脉诊，深入研习，结合多年临床实践，总结出一套简便易学、实用性强的脉法体系，希冀使脉诊成为人人可学，学即能会，会即能用，用即显效的临床辨证指南，同时也使脉诊这项中医绝学真正扎根民间，惠及大众。

为了能更好地理解古中医学脉诊思维，建议读者先阅读《任之堂古中医学启蒙》一书。

熊广华

2024 年 5 月

目 录

第五讲 ◇ 左右阴阳脉诊法

第六讲 ◇ 常脉的核心特点

第七讲 ◇ 凭脉辨气之正气强弱

第八讲 ◈ 凭脉辨气之气结位置

第九讲 ◈ 凭脉辨气之气机状态

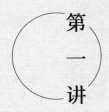

第一讲

脉诊的概说

我们为什么要切脉？脉诊的核心是什么？学习脉诊的重点是什么？在中医的经典医籍中有这样几句话，"言色脉者，上师所秘"；"微妙在脉，不可不察"；"医之关键，唯脉而已"。这些无不在强调脉诊的重要性。

"言色脉者，上师所秘"，是说望色和切脉是中医理论体系中非常神秘的内容，也是中医四诊的核心。

在中医四诊收集的信息中，当以相对客观的病情资料为主，因而要重视"看得见"（如望眼神、望面色、望舌象、望手部、望整体形态）和"摸得着"（如切脉、腹部按诊）的信息。所以《黄帝内经》有言："色脉合参，形气定诊。"

"微妙在脉，不可不察"，是说切脉是极其微妙之事，可以及时、动态地把握一个人内在气血能量的变化。例如，人在情绪波动时，脉象就会随之变化。如果在医生诊脉时，患者比较紧张，那么他的脉象就会有细微的波动，呈现一种抖动或跳动加快的感觉。所以，想要精准把握患者当下的状态，关键在脉诊，这也是我们重视脉诊学习的根本原因。

在临床或生活中，我们经常会遇到这种情况：当一个人听说你是位中医医生，或者是学中医的学生，往往会习惯性地把手伸出来，让你切脉，这说明什么？说明脉诊是非常具有中医特色的诊断方法。本讲内容将围绕以下七个问题展开。

一、脉诊是中医特色诊法的代表

这个话题值得深入思考。如果你是一位中医医生，对方看到你的第一反应可能就是把手伸出来让你切脉。在老百姓的眼中，如果是中医就要会切脉，并且你诊脉的能力直接反映你的临床水平。我开始独立诊病的时候就遇到过这种情况：患者见坐诊的医生是个小伙子，于是就坐在我的对面不说话，伸出手让我切脉，想考考我，看我能不能切出他有什么病。通过切脉来初步衡量一位中医的医术水平，在普通百姓中可以算是一种普遍共识。

古中医研究的对象是生命，而一个完整的生命是阴阳的复合体，它由看得见的阴和看不见的阳两部分组成。其中看不见的部分就是体内时刻在流转的精、气、神的变化，以气为中枢。一个生命的核心特点就是充满活力，而这种活力的最直观体现，就是运动。

在古中医的世界观里，一切的运动都有一股气在其背后支撑。气的核心作用是产生推动力、气化力，所以生命的根本在于气。气是生命之本，只要有生命，它就有一股活着的气。当一个人离世了，没有了生命，这股气也就离散了。升降息，出入废，生命止。

生命的根本在于气。外在的运动，最能体现一个人的生命力，所以说生命恒动。一个生命，最基本的标志就是运动。例如，心在跳动，肺在翕动，血管在搏动，眼睛在眨动，走路时手脚在摆动……这些都是动的表现。当一个人非常安静或者熟睡的时候，他身体很多地方的动态降低，以至于感觉不到明显的动。

古人发现，人体有很多地方都在动，但是有一处无论何时触摸都可以感知到运动，就是脉搏。古人创立脉诊的初衷非常朴素，就是一个鲜活生命的特点在于运动，而生命力的强弱可以通过运动的程度体现出来。古人通过脉之搏动感知其背后的能量，也就是那股气的状态，进而了解人的身心状态，并且以此来指导医疗活动和生活作息。所以脉诊的核心，就是中医诊断的核心——人的生命状态。脉是人体内这股生生之气的浓缩。这股气足不足，气的分布状态怎样，通过这小小的寸口脉就能够直接快速地感知。

二、脉诊与其他诊法的对比思考

中医临床常用的切脉之处，从有形层面来看是桡动脉，从无形层面来看是经络之气。中医脉诊就是借助有形血管的搏动，去感知其背后那股无形之气的状态。

西医有时也会切脉，例如有的医生在查体时会数患者的脉搏，因为通过脉搏的次数和节律可以判断患者的心率及有无早搏等情况。他们通常不会更深地思考或推理脉搏变化是否受一股无形之气的影响，就更加没有对经络理论的认识了。

《黄帝内经》中就有关于人体解剖结构的论述，但是古人没有沿着这一层面深入研究，因为他们发现在解剖结构之上，还有一个对生命质量起着决定作用的部分——人体能量信息网络系统，道家称其为"精气神运作系统"。古中医就是立足于这一层面去认识和把握人体的。中医的所有脉诊部位都有经络之气通过，如手部寸口脉处（桡动脉）有肺经通过，颈部人迎脉处（颈动脉）有胃经通过，足背跌阳脉处（足背动脉）有胃经通过，脚踝太溪脉处（胫后动脉）有肾经通过……这些脉诊部位，不仅有动脉，还有无形的经络通道。

中医切脉与西医数脉搏在认知层面上有着本质区别：一个是在无形的能量层面；另一个是在有形的解剖层面。借助有形血管的搏动去感知其背后无形的生命之气，这就是中医脉诊的特色之处。

中医的望、闻、问、切四诊，其本质都是"察象辨气"。临床诊查疾病时所收集到的一切信息都是象，通过观察和感受这些象去分析和判断内在那股生命之气的状态，就是中医诊断的核心。中医四诊的本质都是"察象辨气"，唯独脉诊成为中医特色的代表，这是一个非常值得探讨的问题。只有我们理解了其中的内涵，才会真正重视脉诊，也才能体会到"微妙在脉，不可不察"的重要性。

1.望诊

在当今整形发达、化妆盛行的时代，望诊内容很容易被假象掩盖。如果没有"火眼金睛"，很可能会被假象蒙蔽。更重要的是，如果没有经过特殊的训练，想要仅仅依靠望诊来快速判断一个人内在神气的状态，是非常难的。"望而知之谓之神"。"神"的境界非一般人所能及。

2.闻诊

通过听一个人的声音来判断其病变所在，这也是非常困难的，因此《黄帝内经》有云："闻而知之谓之圣。"要做到"闻而知之"，就需要熟练地掌握宫、商、角、徵、羽五音的特点。遗憾的是，五音的相关内容，几乎是处于一种失传或隐传的状态，一般人很难精通。目前的《中医诊断学》教材中有关闻声音、嗅气味的内容，其实只讲了比较粗浅的部分，远非闻诊全貌。闻诊还容易受主观因素的影响，例如当一个人心情不好时，他的声音可能就会改变，并且声音也是可以伪装的。

3.问诊

中医问诊所得的信息大多是患者的一些主观感觉异常，如头晕、胸闷、乏力、畏寒等。这些症状受主观因素的影响很大，而且与个体表达的清晰度、真实性和准确性关系密切，因而其客观性和准确性往往偏低。经此分析，我们会发现，望诊、闻诊、问诊都有一定的局限性，而切诊却以触摸的真实感觉为凭，相对而言会更客观准确一些，也更简单直观一些。

例如，医生问患者是否头晕？患者说不晕，或者偶尔头晕。这时医生根据患者头晕的症状去判断其能量状态，可能就会出现偏差。但是如果医生此时切脉，发现患者的左寸脉明显不足，那么就可以反向印证其头晕表现的准确性。即使当下其头晕的症状不是很明显，但是他的能量状态和趋势已经显现出来了，并且通过脉象又非常直观、准确地呈现在医生的指下，此时医生则无须过多问诊，只需有针对性地提问几点来佐证，就可以明确诊断了。

4.切诊

现代人大多有内热，很烦躁，爱吃凉的，想吹空调，手心明显比手背的温度高。临床上，凡是手心比手背温度高的患者，就提示其胸腹部有郁热，这是非常简单、准确的判断方法。中医的寸口脉诊脉法，其中寸、关、尺三部分别对应人体的上、中、下三焦。通过对比寸、关、尺三部脉的强弱，即可快速判断上、中、下三焦能量的虚实状态。五脏六腑的气血盛衰，皆可指下明了。这是非常灵巧而简单的，并且足够客观准确。通过望诊、闻诊、问诊去判断，很难这样简单直接，所以"脉为医之关键"，"切而知之谓之巧"。

此外，在中医四诊之中最能体现"动"这一特性的就是切脉。"动"是生命状态的体现，古人云："动则吉凶可现（见）。"当一个人处于相对安静的状态时其很多变化是很难发现的。例如，一个人闭上眼睛，安静地坐在那里，闭口不言，这时就很难通过望、闻、问诊快速而准确地发现问题。但是若你去切他的脉，就能够及时准确地把握他当下的状态。一个人在安静放松与紧张焦虑两种状态下的脉象是完全不同的，所以脉诊能准确地反映一个人当下的内在生命状态，这也是脉诊的优势所在。虽然四诊的本质都是"察象辨气"，但脉诊是其中最为方便之法，更是传

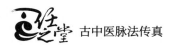
承最完整的诊法体系，我们应当予以足够重视。

三、脉诊的核心价值

1.脉诊是中医临床的秘诀

中医的大部分经典医籍中都特别强调了脉诊内容，如《黄帝内经》中记载的脉学体系非常丰富，并提出了"微妙在脉，不可不察"之说；《难经·八十一难》中有近三分之一的内容是论述脉诊中一些重要问题的，"独取寸口"理论就源于此。《伤寒论》中有约四分之一的条文涉及脉诊内容。《金匮要略》的大部分篇名均冠以"脉证并治"字样。张仲景提出了"脉证合参"的诊断原则，亦足见其对脉诊的重视。古往今来，那些医术高超的大医们无不精通脉诊，在他们出色的临床实践中，脉诊无疑是关键一环。

2.脉诊是中医登堂入室的门径

脉诊简单直接，紧扣中医核心，充满神秘色彩，可快速培养兴趣。

3.脉诊是指导生活、品味人生的抓手

例如，在日常就餐时，如果我们切自己的脉发现右关脉非常饱满，甚至有郁大之象，这时候就不能再吃了，因为脉象已经提示我们处于饱腹状态了。脉诊能够帮助我们了解和把握当下的身体状态，以便于及时做出调整。在大城市中工作生活，通常很繁忙，经常要加班，如果一切脉发现左尺脉比较沉弱，就说明肾水不足，这时就不能再加班了，否则会透支身体，而透支身体必然带来很多恶果。因此，我们在生活中要更多地关注内在，并通过切脉去把握自身的能量状态，以便随时调整生活

节奏。

再拓展一下思路，假如您是一位招聘者，想要招聘一位销售人员，也可以通过切脉来判断他的性格。如果一个人的脉象偏甲字脉（寸脉较强，尺脉较弱，呈上大下小之象），就提示他的性格比较外向，很活泼，比较善于与人沟通，可能就适合做销售工作。如果一个人的脉象偏由字脉（寸脉偏弱，关尺脉偏强，呈上小下大之象），就提示他的气整体偏于下陷、向内，性格也就比较内向、压抑，不善言辞，可能与人沟通就没那么顺畅了，也就不适合做销售工作。同样的，假如您想找一位办公室文员，那么选择偏由字脉的人就较为合适了，因为他们相对安静，能够静下心来处理一些文字工作。

脉诊非常有意思，不仅适用于临床，而且能广泛应用于日常生活。大家都可以学一点脉诊知识，一方面自己受益，能及时把握自己当下的健康状态；另一方面也能借助脉诊了解他人的脾气、性格，进而方便与人交往。我们要用更开阔的视野去认识脉诊，最终达到品脉的境界。

品脉如同品茶，能品出人生百味。

四、脉诊的主要部位

1.三部九候诊法

遍诊法，又称三部九候法，指头部、手部、足部均有诊脉部位，《素问·三部九候论》中即有相关论述。这种古法诊脉因为不方便操作，在现代中医临床中已经很少运用了。

2.仲景三部诊法

《伤寒论》中记载，临床诊脉主要诊察三个部位的脉动，分别是上

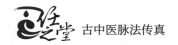

部的人迎脉、中部的寸口脉，以及下部的跌阳脉或太溪脉。将此三部脉诊信息相参就可以判断其体内气的能量状态。人迎脉位于喉结旁开 2～3 横指处，其意义有二：一是此处为阳明经所过之处，可诊察阳明经气血的强弱；二是此处位于人体上焦，能较好地反映上焦气血的盛衰。跌阳脉位于足背第二、三趾间的延长线上，约当足背最高点处，因为是足阳明胃经所过之处，所以此处能候脾胃之气的状态。太溪脉位于内踝尖与跟腱之间，因为是足少阴肾经所过之处，所以其搏动强弱能反映肾气的状态。

五、独取寸口的原理

为什么现代中医在临床上主要切寸口脉呢？

寸口脉是手太阴肺经所过之处。肺主气，朝百脉，是体内之气相对集中之所，因此寸口脉能及时、动态地反映全身之气的状态。手太阴肺经起于中焦，而中焦脾胃为"后天之本"、气血生化之源，此处亦可间接反映全身之气的状态。

桡骨茎突，俗称腕部高骨，一般人的寸口脉在高骨内侧，但也有少部分人的寸口脉位于高骨外侧，甚至完全在腕背侧。其中完全在腕背侧者，称为反关脉；若尺脉在高骨内侧，而关脉和寸脉在高骨外侧，则称为斜飞脉。无论是反关脉还是斜飞脉，都没有很好地与肺经重合，此时诊寸口脉的意义就不大了。

当然，独取寸口还有一个更简单的原因，即此处位置表浅，很容易触及，方便诊察。触摸颈部的人迎脉，或是脚上的跌阳脉、太溪脉，在古代封建思想的束缚下，可能就不那么方便了，因而逐渐被临床淘汰，很少有人使用了。

六、脉诊的误区和难点

1.脉诊的误区

第一个误区：心中没有常脉的概念，即对正常脉象缺乏相对清晰的认识和把握。中医诊断很重要的一个原则是以常衡变，先要知其"常"，然后在具体临床实践中与心中的"常"反复比较，才能更快更准地发现问题。学习脉诊也要先掌握常脉的特征、触摸常脉的感觉，做到心中有数，这一点往往容易被脉诊初学者忽略。

第二个误区：追求凭脉诊病、以脉测症，而忽略脉、症、证三者之间的内在联系。很多人对切脉诊病特别感兴趣，故而将主要的精力放在这上面，甚至以能够凭脉诊病为荣。其实这并非传统脉学的主体内容和精髓之处。我们学习脉诊的根本目的是通过诊脉来把握核心病机，进而确定病证、治法，甚至指导相关方药的运用。凭脉诊病、以脉测症，是脉诊适应当今临床环境的产物，但它只是完整脉学体系的一部分，属于分析和解读脉法的层面，而脉诊最终要落到凭脉辨证、凭脉施治的层面。

第三个误区：学脉侧重于脉象，忽视诊法和脉理。大部分的脉诊书籍往往着重论述各类脉象，而忽略对于脉理和诊脉相关操作细节的深入解读，例如左右手脉有何关系？脉中一气周流是如何体现的？为什么要双手同时诊脉并且左右比较？为什么要察独？诸如此类问题，都是关于脉理和诊法的内容，这些相较于具体去感知脉象的滑、涩、弦、紧要重要得多，也是导致脉诊难学、难传的原因之一。不明其理，只知其象，无异于舍本逐末。

第四个误区：中医理论的基石"气"及"气机"未能在诊脉过程中被当作重点诊察对象去认识和把握。脉的本质就是一团生命之气的浓缩，通过切脉去判断这团生命之气的盛衰、开阖及分布状态才是脉诊的根本意义和价值所在。遗憾的是，这些往往都被我们忽略了。

第五个误区：中医的核心理论——"阴阳"思维，不能准确地贯穿诊脉全过程。下手先求脉象，不能做到"察色按脉，先别阴阳"。现在人常常不明白阴阳之于脉诊的重要性。

2.脉诊的难点

第一个难点：指下难明。临床中，有的医者摸不出脉象，或者摸不清楚脉象，原因何在？其一，诊脉时，医者的心未处虚静状态，其专注力和感知力不足。其二，医者对于典型脉象缺乏直观的体会。其三，医者切脉的经验较少，没有经过熟能生巧的过程。

第二个难点：不会解读脉诊信息或缺乏深度解读的能力。脉诊最为晦涩之处，不是切脉，而是解脉。如何解读指下的脉象呢？这就需要有较为扎实的脉诊基础和中医基本功，以及较为丰富的临床实践经验了。

七、脉诊的核心方法论

《黄帝内经》曰："知其要者，一言而终，不知其要，流散无穷。"脉诊之学习，亦是如此，不根于虚静者，定系左道；不归于简易者，必是旁门！

核心方法论一：持脉之道，虚静为保。放空大脑，摒除杂念，全身心感受生命的脉动节律，以虚静之心贯穿脉诊全过程。

核心方法论二：谨守"一气"。诊脉辨气是关键。人活一口气，气是生命之根本。脉是中医之绝学，以脉察气是正道。

核心方法论三：将中医核心理论之阴阳、五行、藏象思维灵活运用于脉诊之中。脉理即医理，医理即天地运行之理。

核心方法论四：不要"死"在脉象下，要"活"在脉理中。诊法和脉理是根本，脉象是枝叶，唯有破相明理，方能本立道生。

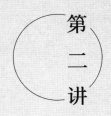

第二讲

脉诊的源流

一、脉诊的核心作用

"微妙在脉，不可不察"。神奇的脉诊可以帮我们探知哪些信息呢？基于我的临床体会，脉诊至少可以做到以下几点。

1.诊断疾病

西医的一些疾病，如胆石症、乳腺增生、妇科炎症等都属于整体失调在局部的体现。内有物，脉必有象，因此可以通过诊脉来判断此类疾病。后文论述的全息脉诊法，就是专门探讨这个问题的。

2.预测及预防疾病

疾病的形成会经历一个从无形能量累积到有形物质生成的过程，而脉诊可以通过判断人体气血的盛衰及气机的分布状态来预测一些可能发生的病变。

例如，一位中年男性患者，在切脉见其是典型的双甲脉势且伴双上溢，如果没有早期干预，那么这位患者到老年阶段就很容易发生脑出血。因为他的脉反映其气血有亢于上的趋势，长此以往，再加上年老以后动脉逐渐硬化，就大大增加了其脑血管破裂出血的风险。

又如，一位年轻未婚女性，切脉见其脉细无力，双尺甚弱，因此可以预测她可能出现不孕，或者即便怀孕也很容易流产。什么原因呢？因为脉细无力，提示其整体气血不足；双尺甚弱，提示其腹部胞宫气血明显亏虚。子宫气血不足，必然难以孕养胎儿。

运用脉诊预测疾病的意义在于我们可以尽早干预，以免病情加重。精通中医脉诊，可以帮助我们将疾病消灭在萌芽阶段。正如古人所言：

"不治已病治未病，不治已乱治未乱。"此处之"未病"并非指没有生病，而是指疾病尚处于无形的气血失调阶段，还未发展到有形的器质性病变阶段。我们通过切脉能及时动态地把握患者当下的能量状态，所以要想真正落实"治未病"，必然离不开脉诊的支撑。

3.判断疾病预后

对于一些年老久病的患者，我们可以通过切脉来判断其病情的轻重，进而推知疾病的预后。例如，一位久病卧床的老人，切其脉见弦硬顶手，触之如刚刃，无一丝柔和之象，乃无胃气之脉，而无胃气则死，故可以推断其病重且预后不佳。

4.指导临床治疗

传统的脉学体系是服务于临床的，即诊治一体、脉治对应。切完脉后，医生完全可以根据患者脉的状态处方用药。例如，一位中年女性患者，月经不调，情绪低落。切其脉细少力，左关脉偏郁大，右关脉不耐重按。该患者属于典型的肝郁脾虚，气血不足证，宜用逍遥散治疗。脉细，提示阴血不足；脉少力，提示气之鼓动力不足；左关应肝，其脉郁大为肝气郁滞；右关应脾，其脉不耐重按为脾虚。

5.探索深层次信息

通过临床实践，我们发现，甲字脉势的人，性格多急躁；申字脉势的人，性格多纠结；由字脉势的人，性格多压抑；脉细而左寸尺不足者，多为脑力劳动者；脉较宽大和缓有力者，多为体力劳动者；脉左寸滞涩者，多为长期伏案工作者；脉浮弦细显形者，多为长期熬夜者……通过切脉，我们可以分析推理出很多信息。脉诊的难点不在于切脉，而在于解脉。解脉的最高境界是品脉，其如同品茶一般，意蕴无穷。

"一花一世界，一叶一菩提"。寸口之脉，方寸之地，深入探索，感受无限。

二、脉学流派

脉诊的诸多作用，从脉学流派的角度归纳当主要属于三大体系，即形脉、气脉和理脉。

形脉，是指诊人有形之病灶，即直接通过切脉可以感知患者体内的一些器质性病变。气脉，是指察人无形之气的状态，即通过切脉去判断一个人内在的气血状态。理脉，是指断人命理之格局，即对脉的主体情况进行更深入地推理，包括推测人的性格、情绪、职业等信息，并不局限于健康层面。古往今来，诸多的脉学流派有的侧重形脉，有的侧重气脉，还有的侧重理脉。

1.形脉——诊人有形之病灶

形脉也称微观脉法或全息脉法，即通过诊脉我们就能直接感知对方有哪些明显的器质性病变，如脂肪肝、乳腺增生、妇科炎症等，往往不需要分析推理。这套脉法体系主要运用全息象思维。当人体内部发生器质性病变，通过全息对应，在寸口脉上就会有相应的象显现出来。其具体操作方法是定位与定性相结合，即在相应脉位触及何种脉象，就提示相应的病变。

例如，一位女性患者的左侧乳腺有结节，那么在她的左手寸关脉之间轻轻触摸就能清晰地感觉到有一个细小的点在跳动。又如，一位男性胆石症患者，在他的右手关脉处沉按就能触及细小的硬点在跳动；如果是多发性胆结石，就能触及多个小硬点。结节或囊肿性疾病，其在指下的全息脉象大体是其真实病灶的体表投射。这套脉法的主要特点是凭脉诊病，一摸便知，简单直观，还能显著提升患者对医生的信任感，便于医患沟通。但是这套脉法也有其短板，就是对于传统中医的临床治疗指导意义不大，只能用于诊病。

从传统中医的疾病观来看，西医诊断的疾病只是一种表象而非本质，因为没有孤立的疾病，只有整体的失调。所以形脉这一派并没有成为传统中医脉学的主流，也不建议大家花费太多精力在微观脉法的研习上。

2.气脉——察人无形之气

气脉是传统脉学的主流，是对中医临床治疗很有指导价值的脉学体系。它注重"脉中一气"的研究，认为通过切脉可以判断一个人脏腑气血阴阳的状态、感邪的性质及正邪的关系等，从而帮助辨证论治和推理症状。

例如，我们两手同时切脉，左右对比，发现患者的右关脉很粗大。右关对应脾胃，从病位来说，提示脾胃有问题。然后再仔细感受，发现右关郁大中透着弦紧之象。弦为气滞，紧为寒，从病性来说，又提示有寒气。基于气脉和中医基础理论的相关知识，我们可以快速推断出患者的主要临床表现。又如，两手同诊，六脉比较，发现患者的左寸脉明显不及，那么就可以推断其经常会有头脑昏沉的表现，如果患者年龄偏大还容易出现头晕的症状。

气脉能够很好地服务临床，指导辨证，是脉学的主体部分，应当予以足够重视。这套脉法的难点在于入门难，需要手把手教，而且要求习者有较好的悟性并能长期坚持，因此老师的指导和核心方法论的研习就显得尤为关键。

3.理脉——断人命理之格局

理脉属于对脉法更深层次的推理及应用。理脉是通过对脉象的研究，再结合各种理论及方法，进而可以感知脉的主体——人的一些信息，包括心理状态、社会行为等。其中包含了许多推理的内容，所以称为理派脉法。它的特点是通过切脉可以得知一些健康以外的信息，类似传统的相学，充满了神秘色彩，其中以"太素脉法"为代表。掌握这套脉法需要有深厚的知识储备，甚至要达到上知天文、下知地理、中通人事的境界，所以对学习者的要求较高。

以上三大脉法体系，我们可以根据自身的情况去有针对性地学习。如果能够熟练掌握，临证时灵活运用，便可无往而不利。

例如，有些患者特别在意自己得了什么病，对器质性病变特别关注。这个时候我们就可以先通过形脉法，直接切出其患有哪些病症并如实告之。患者一听，觉得医生切脉很准，就增加了信任感，接着就会对医生说："您看能否给我开个方子调一调？"这时我们就可以用气脉法去诊察其内在气血阴阳状态，并据之用药治疗。如果时间允许，我们还可以对其脉象进行更深层次的解读，如了解患者的性格、职业、情绪状态，以及与家人的关系等信息，这就运用到了理脉法。

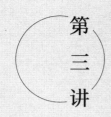

第
三
讲

全息脉诊法

全息脉诊法，即通过切脉诊察身体有哪些器质性病变，是对上一讲脉学流派中形脉的补充。

一、全息脉诊法的原理

小小的寸口脉是生命信息的浓缩，不仅有无形的能量信息，还有有形的解剖信息与之相应。医者通过切脉，可以直接获知患者有哪些器质性病变，如胆结石、肝囊肿、妇科炎症等；如果医者的专注度足够好、手感足够敏锐，甚至可以清楚囊肿的大小及良恶性质等。下面以四种常见病为例来说明凭脉诊病、全息脉诊的原理。

患者左侧乳腺有结节，在其左手寸关脉之间轻轻按循，就能触及明显跳动的点，稍用力按就感知不到了。

患有胆石症的患者，在其右手关脉偏中间的位置中取，按下去后可触及一个轻微跳动且非常细小的硬点。

患有颈椎骨质增生的患者，在其左手寸脉中间的位置沉取，常可触及异常跳动的硬点。

患有妇科炎症或者前列腺炎的患者，在其右手尺脉偏中下的位置沉取，可触及一些细小且分散跳动的点。

全息脉诊法的原理主要包含两部分内容：一是位置（病位）。人之形体结构，在寸口脉上是如何一一对应的，这是首先要弄清楚的。二是感觉（病性）。某种疾病伴随哪种器质性病变，指下就会有相应的脉象呈现出来。例如，结石比较硬，那么切脉时指下的脉象就会比较硬，是米粒样的硬点。如果是囊肿，指下的脉象就偏软一些，像是触摸细小的水囊。如果是炎症，指下的脉象就像是细小的点散开跳动；如果是右肺炎症，就可以在右寸偏下的位置触及；如果是胃炎，就可以在右关的位置

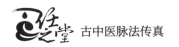

触及；如果是妇科或腹部的炎症，就可以在右尺的位置触及。

综合分析上述四种疾病，左侧的乳腺增生，病位在身体左侧，因此要在左手上切脉；胆囊在人体右侧，因此要在右手上切脉。由此提示形体与脉的第一条对应规律：左以候左，右以候右。即左手脉对应人体的左侧，右手脉对应人体的右侧。

诊察乳腺病变应在寸关之间切脉；诊察胆囊病变应在关部切脉；诊察妇科病变应在尺部切脉。由此提示形体与脉的第二条对应规律：寸以候上，关以候中，尺以候下。即寸脉对应前部膈肌至后部至阳穴以上的形体解剖部位，关脉对应前部膈肌至肚脐、后部至阳穴到命门穴之间的形体解剖部位，尺脉对应前部肚脐以下、后部命门穴以下的形体解剖部位。

乳腺疾病浮取，胆囊疾病中取，颈椎疾病沉取。由此提示形体与脉的第三条对应规律：浮以候表，中以候中，沉以候里。即浮取对应人体表层的解剖部位，如皮肤、皮下腠理；中取对应人体中层的解剖部位，如肌肉、六腑；沉取对应人体里层的解剖部位，如筋骨、五脏等。

为什么颈椎病在左手切脉，而妇科病在右手切脉呢？因为人体是三维立体的结构，不仅分上下、左右、内外，还分前后。由此提示形体与脉的第四条对应规律：左以候后，右以候前。即左手脉同时对应人体的背部，右手脉同时对应人体的胸腹部。按照左右分，左手脉对应身体左侧，右手脉对应身体右侧；按照前后分，左手脉对应身体后腰背部，右手脉对应身体前胸腹部，二者是重叠的。人体气机的运行有一个基本规律，即"左升右降""后升前降"。左部和后部的气机都以升为顺，右部和前部的气机则以降为顺，故有此重叠对应关系。

通过上述四种疾病，我们能够明白形体解剖部位在脉上的对应规律，即将人体分为六大部分，每一部脉对应一部分，可以有两种分法：

一是从左右正中分开，再从膈肌和肚脐处分开，这样左寸就对应左侧头部、左侧肩背部和左前胸部，右寸就对应右侧头部、右侧肩背部和右前胸部，左关对应左季肋部，右关对应右季肋部，左尺对应左腹部、左腰腿部，右尺对应右腹部、右腰腿部。二是从前后正中分开，再从膈肌和肚脐处分开，这样左寸对应后枕部、后项部及肩胛部，右寸对应颜面部、颈部及前胸部，左关对应后背部，右关对应上腹部，左尺对应后腰部，右尺对应下腹部及下肢。

至于属于何种器质性疾病，则需要结合指下的感觉，如肌瘤、息肉、囊肿等的脉象表现都偏软，结石、钙化灶、恶性肿瘤等的脉象表现都偏硬，这其实属于一种象思维。至于肿物大小的判断，其实指下之象与真实肿物的大小存在一定的对应关系，指下感觉的硬点小，肿物就小，反之亦然。至于肿物的良恶性，就要看指下触及硬点边缘的光滑程度，如果感觉硬点边缘有毛刺，多属恶性，这又需要医者手指有足够的敏感度。

二、全息脉诊法的应用

不同的疾病，不同的器质性病变，其指下所呈的象是不一样的。我们首先要把握人体解剖结构与脉的对应关系，然后在诊断病变时方能有的放矢。

怎样快速判断人体哪些解剖部位出现问题了呢？有个技巧，即运用"独处藏奸"之法。两手同时切脉，阴阳比较，找出六部脉中独特的脉点，如独强处、独弱处，尤其是独弱脉点，其对应的区域是最容易发生病变的。例如，双手诊脉，六部比较，发现左寸脉是最弱的，那么对应的左肩周部、左心胸部、左侧头部及后枕部、后项部等区域是最容易出现问题的。如果想要更精准的诊断，还要将左寸脉再按照上中下、偏内偏外、偏浮偏沉细分，并结合年龄去判断。如年轻人左寸脉最弱，多提示颈椎有问题；中年人左寸脉最弱，多提示左侧肩周关节有问题；老年人左寸脉最弱，多提示心脏有问题。

例如，有一位患者说："医生，我患的病可多了。第一，我经常后枕部不舒服，恶风，头经常昏昏沉沉的，神经内科检查提示'脑供血不足'；第二，我还经常脖子酸，检查发现颈椎曲度变小、椎管狭窄，诊断为'颈椎病'；第三，我经常胸口发闷，尤其是熬夜之后会感觉心慌、胸闷，心内科检查提示'心肌缺血'；第四，我最近着凉之后左侧肩膀不舒服，有时候伴有肩部疼痛，甚至会突然肩膀痛得抬不起来，早上起床后左手还有点麻木，诊断为'肩周炎'。"

这位患者按照西医的诊断，他主要患有脑供血不足、颈椎病、心肌缺血，以及左侧肩周炎。如果结合全息脉法，你就会发现，这四种疾病其实是由一个共同的原因导致的，因为这四种疾病的病位都在左寸脉对应的区域。当左寸脉气血不足时，其对应部位就容易出现问题。虽然四种疾病的病灶及性质有别，但本质相同，诊其脉都有左寸不足这一特点。

如何治疗呢？从传统中医角度来看，只需要把左寸脉的气血补起来就可以了，比如用桂枝汤加强心的药。左寸脉变强，以上四种疾病就会得到不同程度的缓解，甚至治愈，这也就是中医所谓的"异病同治"。疾病的本质是整体失调在局部的呈现，脑供血不足、早期的心肌缺血、左侧肩周炎、颈椎病，这些都是一种局部呈现。四种不同的"病"，只是它们的表象，其背后的本质皆因左寸脉气血不足。至于左寸脉为什么不足，我们又要从六脉一气周流的角度去思考，这就要将形脉和气脉结合到一起了。

总之，全息脉诊法有其特定的价值与意义，我们可以适当地运用在临床上，若能再熟练地结合气脉，则对临床诊断大有益处。

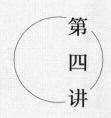

第四讲

一气周流脉诊法

脉中一气，周流循环；循环顺畅，六脉平和；外感内伤，本气自病；周流失常，虚实生焉；脉中见之，太过不及，不及为虚，太过为实；虚者不足，实者有余，损有余者，而补不足；脉不足者，补其母也，脉有余者，泻其子也；脉独大者，顺其性也，脉独小者，养其真也。

两手六部脉，是一个完整的气机周流循环。如果气机升降出入有序，循环非常顺畅，切脉时就会感觉六部脉跳动的情况差不多，即六脉平和。倘若感受外邪或内伤失调，导致人体内气的周流失常，本气自病，就会产生虚实，反映在脉上，即太过和不及。不及的脉点，相较而言更显无力、空虚；太过的脉点，相较而言，更显有力、饱满。因此在治疗的时候，就需要损其余者而补其不足，有余之处宜泻，不足之处宜补。

具体如何补泻呢？不足之处，要补其母，如左关不足宜补左尺，左尺不足宜调右寸，因左尺肾水生左关肝木，右寸肺金敛降而生左尺肾水。有余之处，要泻其子或调其相表里的六腑，如左关肝火旺者，宜泻心火或兼降胆气。这是关于补泻的一个整体思路，其背后运用的是五行生克制化之理。

脉独大者顺其性，脉独小者养其真，这是一句经典的调脉口诀。顺其性即促进其用，养其真即补养其体，因此要从体和用两方面入手。独大者，即两手六脉比较，切脉感觉特别粗大之处，这是一种郁滞不畅之象，要顺其性，助其舒展、流通。独小者，即两手六脉比较，切脉感觉特别细小之处，甚至有种塌陷之感，这是一种亏虚不足之象，要养其真气、补以气血。不足者补其母，有余者泻其子；独大者顺其性，独小者养其真。把握好这两个要点，然后再针对各个脉点去用药，最终达到六脉平和的状态，就是我们的终极目标。

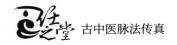
一、脉中一气周流大循环

脉中一气周流有大循环，也有小循环。大循环指两手六部脉构成的整体升降出入势态，或者叫整体的开阖。脉上周流的大循环，我们可以形象地称其为"8字循环"：从左尺上升到左关，再从左关上升到左寸，即水生木、木生火的过程；然后左寸君火通过小肠与右尺命门火互济，故由左寸下移右尺；然后右尺上升到右关，右关上升到右寸，即火生土、土生金的过程；最终右寸肺金敛降而生左尺肾水。这样就构成了一个完整的"8字循环"。

上述过程可以简化成气机的开阖过程，即一个是气机升出过程，一个是气机降入过程。那么开的源头在哪里呢？气化的源头在下焦，下焦对应双尺脉。两手脉都是从下向上升起来的，即由尺脉生关脉，由关脉生寸脉。所以脉之根在双尺，正如《难经·十四难》所言："譬如人之有尺，树之有根……脉有根本，人有元气。"

临证切脉时，除了感知整体脉象以外，还要重视双尺脉，因其可以判断根基是否充足、气化源头如何。当今社会，诸多不良的生活习惯导致很多人都处于肾虚状态，尤其肾精亏虚，其于脉上的表现就是双尺沉弱空虚。如果一个人的脉象整体细而无力，双尺尤显不足，这种情况就一定要用补精之法，因为其生命的根本已经很匮乏了。

气之根在下，下焦为气化之源。左尺肾阴和右尺肾阳共同作用产生气化的原动力，蒸腾而上。肝脾主升，气上行需要借助肝木的升发之力和脾土的升清之力，同时脾胃运化的水谷精微又能进一步补充和壮大气化之力，所以气之壮在中。一方面下焦肾水为肝木和脾土提供气化能量；另一方面下焦肾水也借助肝脾之力而上济心火，为心脏提供能量。凡是气机开的问题，核心都在肝、脾、肾三脏功能失调，即如清代黄元御总结的关于内伤杂病的核心病机——水寒、土湿、木郁。水寒则下焦原动力不足，土湿、木郁则中焦运转不畅，进而影响气机整体的开达。肾水在中焦肝脾的作用下进一步升到上焦，在上焦像雾露一样灌溉，而灌溉主要依靠心气布散到表，然后利用肺的宣发功能来协助心气升发。这就是气机整体开达的过程，主要对应左手脉，故曰"左脉主升，左脉主开"。

在神机的统摄下，气机升已而后降。降的源头在肺，肺体属金，以肃降为顺。右寸应肺，凡右寸肺脉亢盛者，肺失敛降，故而影响气阖的过程，临床常表现为咳喘、多汗、头面油亮等。气机在阖降的过程中的关键环节是右关阳明。阳明胃肠主通降，阳明降则百脉皆降，阳明不降则气郁中上二焦而见上热、中郁、下寒诸症。

胃一方面与肠相顺接，促进气机的下达，另一方面又与胃外三焦网膜相通，通过三焦水道来帮助气机下阖。这就是气机阖的过程，主要对应右手脉，故曰"右脉主降，右脉主阖"。

生命在于开阖，万病不离开阖失调，所以我们要牢记开阖思维，顺脉中一气这一大循环去调理诸多复杂的病症。

二、脉中一气周流小循环

两手六部脉中的每一部脉都有浮沉之别，而浮沉就构成了脉中的升降小循环。具体而言，浮取为阳应腑，沉取为阴应脏，脏升腑降则一气循环。例如，左寸心和小肠通过表里经络构成其自身的小循环，左关肝与胆、左尺肾与膀胱、右寸肺与大肠、右关脾与胃、右尺命门与三焦等，皆是如此。每部脉都有升降小循环，而整个六脉合在一起就构成了一个

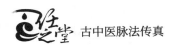

大的开阖。临床上我们应以把握大开阖为主，兼顾脏腑之间的小循环。

三、脉中一气周流虚实补泻法

每部脉都存在有余和不及两种情况，下面结合一气周流的用药思路来具体谈一谈。

1.左寸不及的调治

（1）补左寸

虚者补之，补要看是阴不足还是阳不足。阳化气而主动，阳不足则其脉按之无力、缓慢；阴成形而主静，阴不足则其脉按之细涩、空虚。若左寸阳不足，治疗首选红参配桂枝甘草汤；若左寸阴不足，治疗首选丹参和酸枣仁。

（2）调左寸

调左寸，是因为左寸本身也有个小循环。左寸浮取应小肠之气，左寸沉取应心气。如果左寸浮取不足，即小肠之气不通，就会导致心气供应受阻，这时候就需要配合通小肠。在临床上，有一些心脏不舒服的人，其根源就与肠道郁滞有关，诊其脉可见左寸浮取脉弱或无脉。通小肠常用火麻仁和鸡矢藤这两味药，火麻仁润肠通便，尤其适用于肠燥津亏之大便干结者；鸡矢藤化湿通络，更适用于肠道湿重之大便黏滞不爽者。临床上也可以将这两味药配伍使用，反佐互助。有很多心脏不舒服的人，其脉见左寸浮取不足而沉取细弱，这时一方面需要补心之气血，另一方面又要通肠化积，可考虑用桂枝汤加火麻仁、鸡矢藤等，这样就能将左寸的小循环调动起来了。

（3）调左关

虚则补其母。左寸的能量来源于左关，针对左寸不足而左关郁大的情况，治疗时要兼顾调左关，可用能解左关郁滞的香附、柴胡、荆芥等辛味药。肝郁得解，自然木能生火而起到间接补左寸的作用。这类心脏病的患者，多有长期情志不畅史，也常因情志问题而加重病情。

（4）调右尺

调右尺，是因为右尺和左寸是一种能量上的互济关系，君火和命门之火息息相关。命门之火暖下丹田，而小肠位于下丹田，通过暖小肠可以补心的能量。所以这类心脏病患者，当其右尺脉不足时，可酌情加用能补丹田火的肉桂。

（5）调右寸

心、肺同居上焦，脉应双寸。若痰浊阻肺，肺气郁闭，则心气受阻。泄肺金，化痰浊，可以扶心火，减轻心脏负荷，如瓜蒌薤白桂枝汤的治疗思路。

总之，针对左寸不及的情况，若能考虑以上五个思路，治疗起来常常能够得心应手。

左寸不及这一脉象特点在临床中十分常见，它可以对应多种病症，如颈椎病之颈部酸痛、肩周炎之左肩疼痛伴活动受限、冠心病之心悸胸闷、脑供血不足之头晕等，所以补左寸的思路非常重要，在临床上可灵活运用。

2.左寸太过的调治

（1）泻左寸

如果左寸太过，且脉象滑数，则表示心火旺，就要清心火、利小便，常用竹叶配伍灯心草治疗；如果左寸太过，且脉象弦紧，则表示项

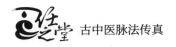

背部受寒，就要解表散寒，常用葛根汤治疗。

（2）调左关

调左关，就是泻左关的能量。因为心火旺多与肝火上炎有关，此时的脉象特点是左手寸、关脉都偏亢盛，且整体脉象弦滑数有力。所以治疗重点应是泻左关、平肝火，常用药物如牡丹皮、栀子、薄荷等。一般在临床上左寸不及的情况多见，而左寸太过的情况少见。大多数时候上火，不是因为心火亢盛而是下焦的虚火上炎，所以真正需要泻左寸的情况是比较少见的。

（3）调右关

调右关，是指通过降胃气来促进心火下移，适用于上热下寒的患者，如黄连温胆汤的治疗思路。

3.左关不及的调治

（1）补左关

若阴不足，即左关细涩，常用当归、白芍等以养肝体；若阳不足，即左关软弱无力，常用黄芪、桂枝、川芎、细辛等以助肝用。

（2）补肾水

虚则补其母，即滋肾水以涵肝木，但其同样也分阴阳。当左关不足时，一定要对比双尺脉，若左尺更显细涩空虚，则重在补肾阴，用药首选熟地黄；若右尺更显沉弱无力，则重在补肾阳，用药首选肉桂；若双尺都现沉弱空虚之象，则要肾阴、肾阳同补，用熟地黄配肉桂。这种情况在临床上也十分常见，如患者感觉特别疲劳、倦怠乏力、少动懒言、情志抑郁，此时切其左关脉就会呈现典型的虚象，即细涩无力，同时切其双尺脉亦显虚弱之象。此时不仅要补左关，还要补双尺，因为双尺是气化之源，气化源头的力量充足，左关才能有足够的能量。

（3）扶脾土

"见肝之病，知肝传脾，当先实脾"。肝随脾升，胆随胃降。肝胆的气机升降小循环与中土脾胃的斡旋之力密切相关。中焦化生的气血及脾之升清功能可养肝之体、达肝之用。尤其是当患者左关不及、右关脉亦不耐重按时更要重视扶脾土，常用的药物如白术、党参等；若中焦偏寒，还需加用少许干姜温中。

当今社会，竞争激烈，人们普遍肝郁，而在肝郁的背后又或多或少有肝虚的基础，因此在临床治疗时一定要牢记补肾水、扶脾土。

4.左关太过的调治

（1）泻左关

临床中若见左关郁滞不畅，治疗宜疏肝利胆兼通大肠。疏肝利胆很好理解，为什么要通大肠呢？因为肝与大肠相别通，肝之郁毒需要通过大肠排泄出去。运用该法的经典方剂就是大柴胡汤，其中的药对柴胡配大黄，柴胡透散郁热、升清阳，大黄化浊消滞、降浊阴，升降搭配，周流斡旋，自可解肝之郁毒。若左关脉兼见滑数之象，为肝郁化火，需配伍疏肝清热之品，如虎杖、牡丹皮、栀子等；若左手脉整体浮弦偏硬，且有搏指之势，则属肝阳偏亢、阳亢化风之象，治宜平肝潜阳息风，用药常选天麻、钩藤、石决明等。

（2）调右寸

调右寸，即佐金平木法，这种情况一般要结合具体的脉象来看。若左关太过，同时右手脉亦不降，右寸偏亢，就需要适当加用肃降肺气的药以平肝木之亢，常用黄芩、白芍等。黄芩清肺热，降肺气；白芍敛相火，降胆气，二者都有助于制约肝木之亢。所以，柴胡配黄芩、柴胡配白芍，都是经典的配伍。

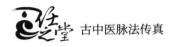

5.左尺不及的调治

（1）补左尺

补左尺肾阴的药物，首选熟地黄。

（2）调右寸

临床上有很多左尺不足的患者，其右寸脉常常相对偏亢，甚至右寸上溢鱼际。这种情况属于典型的金不生水，因而治疗时就需要配伍敛降肺气之品，如加五味子敛降肺气，加麦冬润降肺气。很多人经常腰部酸痛，检查后发现是腰椎间盘突出症，而腰椎对应左尺脉，所以这类患者在切脉时常可发现左尺明显不足。此时除了直接补左尺，即直接补充腰部的能量外，还要注意调右寸，因为右寸对应前部胸膈区。如果治疗时想以手法代替用药，就可以稍微拍打一下胸膈区，帮助肺气肃降，而肺气降又可以生肾水。

6.左尺太过的调治

临床中左尺太过的情况比较少见，患者一般是左尺郁大有力，脉象濡滑，提示腰部湿重，治疗则可以直接泻左尺，常选用黑豆、泽泻等。下焦的湿浊通常与肝经湿热下注有关，如果在切脉时发现患者的左尺脉和左关脉都比较粗大，就可以适当加用茵陈或龙胆以清利肝胆湿热。

以上是左手各脉点太过与不及的调治思路，下面介绍一下右手脉的情况。

7.右寸不及的调治

（1）补右寸

虚则补之，补右寸常用的药对是黄芪配白芷。

（2）补右关

虚则补其母，即右寸不及可以适当补右关，常用药物有党参、白术等，必要时可加用少量桔梗以载药上行至胸肺部。在中医经典方剂中，李东垣的补中益气汤和张锡纯的升陷汤都体现了此种用药法。

8.右寸太过的调治

（1）泻右寸

如果右寸兼滑数之象，提示有肺热，常用药物如清肺热之黄芩配伍通腑气之大黄。如果右寸或右寸关兼郁大之象，提示肺气郁闭，因而需要配伍宣肃肺气之品，如宣肺解表之麻黄或苏叶配伍肃降肺气之杏仁，二者一宣一降，一开一阖，肺气郁闭自然得解。

（2）调右关

如果右寸太过而右关浮而郁大，提示胃失通降，此时治疗一定要配合通降阳明。因为胃气不降，肺气必然下行受阻而上逆，具体用药则可选用半夏、竹茹、枳壳等。临床上很多咳嗽、胸闷、咽喉不适的患者，切脉时一定要注意诊察其右关脉是否郁大，如果右关郁大一定要通降胃气。

9.右关不及的调治

右关脉明显偏弱，稍用力按则触摸不到，即属不及之象，这是太阴病脾气虚或中焦虚寒的典型脉象。

（1）补右关

补右关可以直接益气健脾，常用四君子汤作为基础方治疗。

（2）补右尺

虚则补其母，右关不足宜补右尺，即补命门之火以暖脾土，常用药

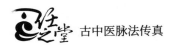

物如肉桂、补骨脂等。

（3）补左寸

补左寸的药物如红参、桂枝等。左寸与右尺互济。中医所谓"火生土"有两层含义，其中火包括君火、相火，而土包括阳土和阴土。君火（心火）主要暖阳土（胃土）；相火（命门之火）主要暖阴土（脾土）。所以中气虚寒者，若从源头论治，则需补君相之火。

临床上胃病患者的常见表现有胃胀、胃痛、呃逆、泛酸、胃灼热等。这种情况下，通常不能单纯地判断其属虚属实，而是属于一种虚实夹杂的状态。何以知之？只要用心切脉就会发现，胃病患者右关脉浮取郁大，但沉取又显不足，浮取对应胃腑，沉取对应脾脏，由此说明胃偏实而脾偏虚，中焦运转不畅而寒热虚实错杂。具体到临床治疗，一般可选用以半夏泻心汤为代表的泻心剂。

10.右关太过的调治

右关太过是阳明病的典型表现，胃家实是也。

（1）泻右关

如果右关太过且脉象浮郁，宜通降胃气，用半夏配枳实以泻心下、散痞满，具体的手法治疗则要疏通心下胃脘处。如果右关太多且脉象滑数，提示化热，胃火偏旺，治疗可选石膏、蒲公英等，或加少量黄连。

（2）调左寸

右关有余，宜调左寸。因为胃的下口连接小肠，当胃气郁滞、胃火偏亢时，胃中压力很大，此时若能釜底抽薪，将小肠或是连同大肠一起疏通，则能促进胃气顺利通降。六腑以通为用，以降为顺，它们是一个整体，即胃和肠道是一气贯通的。所以当中焦胃气郁滞时，如果肠道亦不通，则胃部堵塞更重，因此要适当配伍通肠之品，如火麻仁、鸡矢藤、熟大黄等。

11.右尺不及的调治

右尺不足者多，有余者少。如果右尺不足，即右尺沉弱或沉紧，提示命门火力不足、肾阳亏虚。

（1）补右尺

补右尺的常用药物有肉桂、小茴香、补骨脂，或者可以用药力更强的附子。

（2）调左寸

调左寸的原理是心肾相交、水火既济。若右尺沉弱，而左寸亦不足，提示心肾皆虚，可选用红参扶心阳以助命门火；若右尺沉弱，而左寸偏亢，提示心火旺于上而肾水寒于下，可选用交泰丸。

（3）调右关

阳明不降，则气不归根，日久则丹田火力不足，所以当右尺沉弱而右关偏浮郁大时，宜调右关以降阳明之气，常用的降阳明之品如砂仁、半夏等。

12.右尺太过的调治

右尺太过，即右尺脉沉取粗大有力，提示腹部湿气重或肠道积滞，一般配伍通三焦水道之品，如薏苡仁、冬瓜子、大腹皮、滑石等；或用通肠化积之品，如火麻仁、鸡矢藤、大黄、芒硝等；必要时还可配伍培土之品，如白术、白扁豆等健脾利湿。

以上就是针对各部脉太过或不及的基本调理思路，临证之时需要我们了然于心。当我们闭上眼睛，凝神静气，双手同时切脉，首先要找出六部脉中太过与不及之处。把握了这两点，将其作为调脉的重点，然后兼顾各部脉的虚实状态，将六脉贯通，最终恢复一气周流大循环，就是我们调脉的整体思路。

法有万千，理则唯一。运用之妙，存乎一心。不擅长用药者可以用针刺或手法代替，其指导思想是一样的。

左右阴阳脉诊法

　　"左右者，阴阳之道路也"；"阴阳者……万物之纲纪"。寸口之脉，双手左右比较，以明阴阳之性，以观气血之体，以达开阖之用。

一、阴阳的实质探讨

　　"左右者，阴阳之道路也"，讲的是左右是阴阳升降的通道；"阴阳者……万物之纲纪"，是说阴阳是万物变化的总纲。阴阳的实质是有无的转化，万物的"成、住、坏、空"，是从无到有、从有化为无的过程。就像人一样，从无到有，精气聚合，化为人形，慢慢长大，随着元气的消耗，形体逐渐衰老，最终散而为气，又归于虚空之中，归于无的状态。这个无不是没有，而是一种肉眼不可见的状态，在虚空中以精气的形式存在。万物的变化，生、长、壮、老、已，成、住、坏、空，都是有无的转化。阳化气，阴成形，所以阴阳的本质即有无的相生。

　　《黄帝内经》言："阴阳者，天地之道也，万物之纲纪，变化之父母，生杀之本始，神明之府也。治病必求于本。"此处的本就是指阴阳，即有无的转化。具体到脉诊上，左右手脉的相互关系，其背后也是有无的转化。

二、左右手脉的阴阳属性

　　我们在开始学习阴阳、脉诊的时候，可能会纠结左右手脉的阴阳属性。其实当谈到左右手脉的阴阳属性时，首先要明白的一点就是阴阳是抽象的概念，落实到具体事物，要看其指代的是什么。如果从体的角度来说，左手脉属阴，右手脉属阳；如果从用的角度来说，左手脉属阳，右手脉属阴。总而言之，左手脉体阴而用阳，右手脉体阳而用阴。

具体如何理解这句话呢？首先，我们要明白"体"和"用"的概念。简单来说，"体"指的是本体；"用"指的是功用。例如，一个杯子被做成什么样子，其有具体的形状和构成材质，这就是它的本体。杯子有哪些用处呢？它可以装水，可以装染料，可以装沙子……可以装各式各样的东西，这就是它的功用。

从本体而言，左手脉属阴，右手脉属阳。脉法之中有一句经典名言——"左脉主血，右脉主气"，这是言其体。因为左手三部脉与血有关，左手寸、关、尺三部分别对应心、肝、肾，其中心主血脉、肝主藏血、肾主藏精，所以左手三部脉都是以阴血为本体的。右手三部脉与气有关，右手寸、关、尺三部分别对应肺、脾、命门，其中肺主气、脾以气为本、命门属阳，所以右手三部脉都是以阳气为本体的。气血是相对而言的，气主动属阳，血主静属阴，故左脉属阴，右脉属阳。

就功用而言，左手脉属阳，右手脉属阴。脉法之中还有一句经典名言——"左脉主升，右脉主降"。有体有用，周流运转，才能生生不息。

左手脉是气整体升发的过程，由封藏的肾水到升发的肝木，再到开达的心火，最后将心气布于表。右手脉是气整体阖降的过程，由肺金之敛降到胃土之通降，最后再借助肠道和三焦水道阖到下焦。气的升降出入是相对而言的，升和出是一个远离中心点的膨胀状态，降和入是一个靠近中心点的收缩状态，故左脉属阳，右脉属阴。

《黄帝内经》言："地气上为云，天气下为雨。"这段话描述的是自然界的云雨循环。其实左手脉体阴而用阳，就如同"地气上为云"，即地上的水在阳气的蒸腾作用下向上升的过程；右手脉体阳而用阴，就如同"天气下为雨"，即空中的云气遇冷慢慢凝聚变成雨水降下来的过程。《吕祖百字碑》中有一句话，"白云朝顶上，甘露洒须弥"，同样可以用来形容左右手脉的状态。

三、左手脉"体阴而用阳"的思考

左手脉"体阴而用阳",是指由有形液态向无形气态转化的过程,或者说是阴液被蒸腾气化为水气的过程。其中"体阴"是前提,"用阳"是目的。如果落实到具体脉象上,若一个人左手尺脉不足,其左寸脉也常常偏弱,因为左尺虚则升发之源不足。

《伤寒论》有言:"尺中迟者,不可发汗。"外感病一般要用发汗解表法,但是发汗要有一定的前提。

"阳加于阴谓之汗"。阳气蒸腾体内的阴液,阴液以汗的形式从毛孔排出,同时将肌表郁闭状态打开,这一过程就是发汗解表。如果尺脉弱,说明下焦的阴液不足。左尺属肾阴,为一身阴液之根本。若肾水不足,发汗无源,则无法形成足够的汗液,所以尺脉弱者不可强发汗。在临床上,若遇到外感疾病患者,一定要重视切脉,倘若其人尺脉弱,要慎用单纯的发汗解表法,必要时可予滋阴发汗。

我们经常说阳虚之人畏寒肢冷,为什么呢?要弄明白这个问题,首先要先明白阴阳的概念。阴阳的最初含义是日光的相背,向日为阳,背日为阴。阳光能照到的地方,温暖而明亮,精气受热而膨胀,呈现向上、往外的趋势;阳光照不到的地方,寒冷而黑暗,精气受冷而凝聚,呈现向下、往内的趋势。所以温暖的、明亮的,向上、向外开的过程,即是阳的属性或阳的状态;而寒冷的、黑暗的,向下、向内阖的过程,则是阴的属性或阴的状态。

什么是阳虚呢?阳虚,是指人体内的气向上、向外升发的过程出了问题,即清阳出上窍、发腠理、实四肢的功能衰退或减弱了,肌表得不到足够的温养而出现畏寒肢冷的症状。归根到底,阳虚的根本是左手脉升发出了问题，左路由阴向阳转化发生了障碍，无法产生足够的阳气布于表。其典型的脉象有两大特点：一是沉取时，脉整体呈现无力且缓慢之象；二是左右手脉比较，左手脉显得偏沉、偏弱一些，尤其是左寸脉明显不足。基于上述对阳虚本质的认识，我们知道治疗阳虚的核心是升发左路，促进左手脉由阴向阳的转化。治疗阳虚的典型方剂就是黄元御《四圣心源》中记载的天魂汤。

为什么这首方剂叫天魂汤呢？天，代表阳；肝藏魂而气升于左，所以天魂汤方名寓有升发左路之意。天魂汤的方药组成是茯苓、甘草、附子、干姜、人参、桂枝，共计六味药。方中甘草、茯苓，培土而祛湿；干姜、附子，暖脾而温肾；人参、桂枝，达木而扶阳。所以整首方剂是从肾、脾、肝三脏入手，解决水寒、土湿、木郁的问题，从而促进左路气机升发，这也是治疗阳虚的核心思路。在原方之中还附有一个加减法："若肝血虚弱，不能生火，则用归、地、首乌，以培阳神之原。"这句话很好理解，因为阳根于阴，阳以阴为基，若其人阴血亏虚，则左路升发无源。针对这种情况，自然需要配伍相应的养肝肾精血之品，如当归、熟地黄、何首乌等。这类患者的脉象是很有特点的，他们一般左手脉整体偏细涩，左尺、左关尤显空虚，甚至呈现芤象。

总之，阳虚的治疗重点不在扶阳，而在于促进左路阴向阳的转化。临床上，切忌一见阳虚就大量使用干姜、附子、肉桂之类，而是要将重点放在促进左路升发上。下焦阴分不足同样会影响阳气的生成，所以一定要抓住本质。阳虚之人容易畏寒肢冷、抵抗力不足、面色不佳，因为阳加阴产生的这股气不能很好地布散到体表，不能濡养头面。我们要想增强气化，一方面要把下焦的阴补足，另一方面要使阴在阳的蒸腾作用下产生更多的蒸气，让蒸气能更好地布散到体表。

火神派的治病思路是调人体左路，通过左路带动一气周流循环，因而善用干姜、附子、肉桂等温热之品振奋阳气。但在具体的临床中，更重要的是要加强气机的升降，促进阴阳的转化，因而在补阳的同时还要加用砂仁、半夏、黄柏等促进气向内阖。所以，临床治疗阳虚时不能一味地用辛温之品，而是要从阴阳转化的角度去思考问题。

四、右手脉"体阳而用阴"的思考

右手脉体阳而用阴，是指由无形气态向有形液态转化的过程，就如同空中飘浮不定的云遇冷凝结变成雨水降下来的过程。其中"体阳"是前提，"用阴"是目的。落实到具体脉象上，若一个人右手脉偏亢，尤其是右寸太过时，其左尺脉往往不足，因为它们之间存在着制约关系，一实则一虚。

阴虚，是指右路由阳向阴的转化过程出了问题，气机无法正常地敛降回来。只有天气下达，才能润降甘露。其典型的脉象也有两大特点：一是脉象整体偏细；二是左右手脉比较，右脉相对偏亢，呈上大下小之势，右寸相对太过，而左尺相对不足。基于此，我们知道治疗阴虚的核心不在于用熟地黄、当归等直接滋补，而是要降右路之气，促进右手脉由阳向阴的转化，于阳中求阴。治疗阴虚的典型方剂是黄元御《四圣心源》中记载的地魄汤。

为什么这首方剂叫地魄汤呢？地，代表阴；肺藏魄而气降于右，所以地魄汤的方名寓有敛降右路之意。地魄汤的方药组成是麦冬、白芍、半夏、五味子、玄参、煅牡蛎、炙甘草，共计七味药。方中麦冬重在润降肺气。气要凉润才能降下来，就像人工降雨时要向空中打干冰，造成局部的低温环境，空中的云遇冷就会凝结成雨水降下来。所以降右手脉之气需要用凉润的药，而麦冬就是凉润药的典型代表。方中白芍酸而微寒，作用于右寸，将气从右寸一直收到左尺、左关部；五味子敛肺气，半夏降胃气，肺胃之气敛降则右路之气得以阖降；玄参清金而益水；煅牡蛎敛神而藏精。整首方剂中滋阴药只有麦冬、玄参两味，更多的是用半夏降胃气、五味子敛肺气、煅牡蛎降右脉之气、白芍促进右路向左路转化，所以治疗阴虚滋阴是其次，重要的是敛降。气长期浮于上而不降就会化热化火，而火热会进一步耗伤肺气。右脉由阳向阴转化的前提是要有阳，也就是要有肺气。若肺气不足，魄力不足，就降不下去，自然就无法化阴生水，临床上可以在原方中加少许人参、黄芪培补肺气，肺气充足，肃降才有力。如果切脉时发现患者的右手脉上大下小，右寸偏浮大，但稍微用力按则右寸干瘪无力，说明其本身肺气不足，这种情况就要在降气的同时配伍补肺气之品。

综上，阳虚的核心是左手脉不升，治疗的重点是促进左手脉由阴向阳转化；阴虚的核心是右手脉不降，治疗的重点是促进右手脉由阳向阴转化。阳虚时，扶阳是基础，还要升达左路；阴虚时，滋阴是基础，还要敛降右路。促进阴阳的相互转化，恢复一气周流大循环，才是治疗阴虚和阳虚的关键，也是治疗一切疾病的总体法则。

温病派的治病思路是调人体右路，通过右路带动一气周流循环，因而善用质轻的凉药来阖降气机；同时温热之邪容易伤阴，故而常常配伍滋阴清热之品。其实火神派和温病派并不矛盾，只是各自的侧重点不同。火神派重视调左手脉，重视左路由阴向阳的转化；温病派重视调右手脉，重视右路由阳向阴的转化。所以站在一气周流的角度，基于气化思维，我们就能很好地把两派统一起来。左右手脉合在一起，才是一个完整的太极阴阳图。拘泥于火神派或是温病派的思维，都会让我们失去整体观。我们要两手同时切脉，比较左右路气血升降的差异，找到最佳的切入点，以"四两拨千斤"之势，促进阴阳的相互转化，恢复一气的周流循环。

五、阴阳虚损无绝对

倘若深入思考一下，我们就会发现，其实没有单纯的阴虚，也没有单纯的阳虚，只有偏阴虚或偏阳虚。阴虚的时候，因为右路不降，阳向阴的转化受影响，所以阴液渐亏。阴液又是左路升发之源，阴虚日久也会导致左路不升，从而出现阳虚的状态。例如，熬夜时气不能按时敛藏，长时间浮散于外，影响阳化阴，长此以往则下焦的阴液越来越亏。熬夜之后，人常常会无精打采，是什么原因呢？因为没有夜晚的阖，就没有白昼的开。养阴不足，用阳自然也会出问题。所以没有单纯的阴虚，阴虚日久必然阴损及阳，最终形成阴阳两虚。同理，也不存在单纯的阳虚。与其谈阴阳不如谈一气，阴阳是对立的，其背后的实质是有无的转化，所以我们治病的核心是调气的开阖，让左路很好地升起来、散出去，让右路顺畅地降下去、阖回来。这样周流往复，升已而降，降已而升，不治而其病自愈。

我们在学习中医的过程中常常会涉及很多概念，如阴虚、阳虚、气虚、血虚等，有的人就陷在这些概念里，越学越复杂，越学越糊涂。其实中医理论中最基本也是最重要的部分，就是人体内气的运转。

以失眠为例，入睡困难的核心病机是"阳难入阴"，即人体内的气难以收回来，气机阖的过程受阻。失眠患者，为什么气机内阖会出问题呢？是阳明不降、火热内扰，还是心神驰越？这就需要结合患者具体的状态去辨证论治了，但总的治疗原则是要恢复右路的敛降。

为什么有的人嗜睡呢？嗜睡的核心病机是"阳难出阴"，即人体内的气难以升起来，气机开的过程受阻。为什么胖人嗜睡？因为胖人多痰湿，而痰湿作为阴邪易阻遏人体内的清阳之气，从而导致阳气不振、左路升发不利。所以神疲嗜睡的治疗重点是调左手脉。

失眠是阳难入阴，嗜睡是阳难出阴。如果抛开阴阳的概念去认识生命活动，会发现其本质就是气的转化。想要夜晚睡得好，这团气要尽量阖回来；想要白天精神好，这团气要充分开出去。人体的睡眠觉醒机制就是人体内之气与天地之气的同步运行，也可以称为"一元盈缩"之道。人秉天地之气而生，是否得到了天地大道的滋养，其睡眠的质量就是观察的重点。

"一阴一阳谓之道，万物负阴而抱阳，冲气以为和"。我们不要被阴阳对立的表象所迷惑，而是要把握其背后的中和之道。

六、阴阳一体不可离

阴阳是不可分的，以气血而言，血离不开气，气亦赖乎血。血本阴静有形，靠气来推动，方能濡养周身；气本阳动无形，赖血以依附，方能温煦内外，故曰"气为血之帅，血为气之母"。气血本一体，须臾不可离，可离即病态。又如，左手脉是由阴向阳转化的过程，右手脉是由阳向阴转化的过程，阴阳本一体，只是在转化。所以最重要的不是阴，也不是阳，而是阴阳转化之机，气化周流之道。有无相生，开阖有度，一气周流，如环无端，生生不息矣。一旦周流发生障碍，那么阴和阳都会出问题。阴向阳转化，阳向阴转化，须臾不可停，这样才能生生不息。生命在于运动，在于开阖之间，仅此而已！

七、阴阳脉诊法的临床应用

1.判断气血的平衡度

正常情况下，医生双手脉同时切脉，如果患者的气血升降转化是正常的，那么指下两手脉的感觉应该是接近的。从气血平衡的角度来说，左脉主血，右脉主气。假如两手脉在中沉取的力度下，整体感觉是一种相对不足的状态，就属于虚证。如果左手脉比右手脉略显细涩，就属于血分不足，要重点养阴分，可以用四物汤作为基础方治疗；如果右手脉比左手脉略显虚弱无力，就属于气分不足，要重点补元气，可用四君子汤作为基础方治疗；如果两手脉均细弱无力，没有明显差异，就属于气血双亏，宜气血双补，可用十全大补汤作为基础方治疗。民国时期王雨三先生的《治病法轨》一书就特别强调通过比较左右脉来判断气血盛衰的状态，进而指导临床用药。

2.判断升降的平衡度

气血的平衡度是从"体"的角度来说的，而升降的平衡度则指的是"用"。左脉主开，右脉主阖。两手脉比较，如果左手脉比右手脉整体偏沉，左手脉偏于陷下，呈下大上小之势，尤其是左寸比右寸沉弱，就说明左脉不升，气机开不出去。两手脉比较，如果右手脉比左手脉整体偏浮，右手脉偏于越上，呈上大下小之势，尤其是右寸关比左寸关浮大，就说明右脉不降，气机阖不回来。倘若两手脉对比差异很大，左手脉呈下大上小之势，右手脉呈上大下小之势，左寸沉弱而右寸浮亢，就说明既有左路不升又有右路不降，气机不能很好地升发，也不能很好地阖降。升降相因，阴阳互根，左路不升，阳不化气，会影响右路的敛降；右路

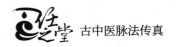

不降，阴不成形，也会影响左路的升发。这种既升不上去又降不下来的格局在临床上十分常见，多由整体能量亏虚而中焦严重郁滞导致。

3.判断形体的平衡度

比较左右手脉还可以判断形体的平衡度，进而快速判断身体的主要病灶位置。基于全息脉诊思维，左手脉对应形体的左侧和后部，右手脉对应形体的右侧和前部。两手脉比较，如果其人左手脉比右手脉明显偏弱，那么很多的问题就容易表现在身体的左侧或者后背部，如左手发麻、左侧肩膀痛、左膝无力，或者后背发胀、腰部酸软。两手脉比较，如果其人右手脉较左手脉明显亢盛且上溢鱼际，那么他很多问题就容易表现在身体的右侧或者前胸部，如咽部异物感、胸闷、膻中压痛、胃脘胀满，或者右肩活动受限、右侧偏头痛等。

八、从洛书角度谈阴阳的多维度平衡

洛书九宫图（图1右侧）是传统象数理论的源头，其上的数字有个规律，即横向、竖向、斜向的数字总和都是15。如果将其与脉诊结合，第一列的4、3、8三个数字对应左手的寸、关、尺三部，第三列的2、7、6三个数字对应右手的寸、关、尺三部，这样左手脉和右手脉整体的力量是平衡的，即升降平衡。两条斜线上的2、5、8和4、5、6两组数字，其总和也是15，表示在中土之数5的斡旋下，左寸、右尺的心肾相交与右寸、左尺的金水相生也是平衡的，我们称其为对角线平衡原理。在洛书九宫图中，最核心的数字就是中间的5，因为横向、竖向和斜向数字的总和平衡都离不开它。而5这个数字对应的是中土之数，所以这个图也表明了中土的重要性！

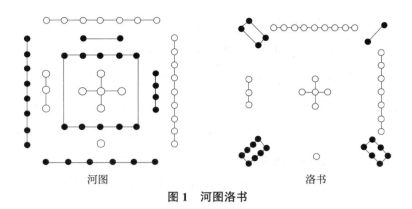

河图　　　　　　　　　洛书

图1　河图洛书

五脏之中，脾土居中，灌溉四旁。它与木、火、金、水不在同一个层面，而是在一个更高的维度，这一点值得注意。中气为本，土枢四象，一气周流。《黄帝内经》认为"脾主四时"。气机的基本运动形式是升降开阖，其分别对应肝、肺、心、肾。那么五脏中的脾负责什么呢？它负责调节气的升降开阖，从气的升到开，需要脾气的调和；从气开到一定程度转为肃降，需要土气的调和；从气的降到阖，需要土气的调和；从气封藏到一定程度转为再次升发，也需要土气来调和。所以土为中枢，木、火、金、水为四象之变，执中守中很重要。中医特别重视顾护胃气，曾提出"有胃气则生，少胃气则病，无胃气则死"的观点，这里的胃气就是中土之气。

九、通过切脉判断胎儿性别

怎样通过切脉来判断胎儿性别呢？这就需要用到我们前文讲的左右阴阳脉诊法。《濒湖脉学》有言："左主司官，右主司府。左大顺男，右大顺女……男女脉同，惟尺则异；阳弱阴盛，反此病至。""左疾为男，右疾为女；女腹如箕，男腹如釜。欲产之脉，其至离经。"其中的关键信息是"左疾为男，右疾为女""左大顺男，右大顺女"。也就是说，当我们双手同时切孕妇的左右手脉，倘若其左手脉整体较右手脉有力且明显，常提示胎儿是男孩的可能性大，反之则是女孩的可能性大。为什么说是可能性大，而不是100%确定呢？因为其中存在着一些可能的干扰因素，如果孕妇在妊娠之前，其气血升降就已经不平衡了，两手脉本身就存在着较大的差异，这种情况就叠加了胎儿性别的阴阳属性，可能会放大或缩小孕妇本身两手脉象的差异，此时再通过上述方法来判断其所怀胎儿的性别，就不那么准确了。

下面再拓展讲一下男女特性和左右手脉的关系。《周易》有言："天行健，君子以自强不息；地势坤，君子以厚德载物。"《清静经》中也提到"男清女浊，男动女静"。由此可知，男子法天，当自强不息，温暖阳光，以阳为用；女子法地，当厚德载物，温柔包容，以阴为用。男人是督脉当家，靠督脉带动任脉而后升前降，一气周流；女人是任脉当家，靠任脉带动督脉而前降后升，一气周流。

十、通过切脉判断男女健康状态

第一，从左右手脉来看，男性重点看左手脉，因为左脉主升，以阳为用。如果一个男人的左手脉偏沉、偏弱，尤其是左寸脉不足，那么这个男人的阳刚之气就难以表现出来，比较容易压抑，颈椎、腰椎不好，肝也容易出现问题。女性重点看右手脉，因为右脉主降，以阴为用。如果一个女人的右手脉偏浮、偏亢，尤其是右寸关浮大，那么这个女人的阴柔之气就不足，容易急躁，甲状腺、乳腺、子宫等都容易出现问题。当今社会，很多女性月经不调，很重要的一个原因就是右脉不降。正如《病因赋》所言："妇人经血不调，皆为气逆。"女人想要身体好，就要懂得厚德载物，以阴柔为本，将任脉之气降下去；男人想要身体好，就要懂得自强不息，以阳刚为本，将督脉之气升上去。

第二，从寸尺脉来看，男人重点看寸脉，因为寸脉居上属阳。如果一个男人的寸脉明显不足，那么他就会比较抑郁，容易出现鼻炎、头晕等症状。女人重点看尺脉，因为尺脉居下属阴。如果一个女人的尺脉特别空虚，那么她的情绪波动就会很大，容易出现宫寒不孕、妇科肿瘤。男女有别，从脉上观，侧重点不同。

十一、左右阴阳脉诊法与四门

人们常说"左青龙，右白虎，前朱雀，后玄武"。其中青龙居左主升，白虎居右主降。于双手脉而言，左脉以升为顺，对应青龙门；右脉以降为和，对应白虎门。民间在建房的时候常会说一句俗语，"宁可青龙高万丈，不可白虎压一头"。将其应用于脉象的调治，就是宁可左手脉比右手脉强一些，也不要让右手脉太亢。如果一个人左寸不足，左脉起不来，而右寸关大，右脉降不下去，就属于"白虎压一头"的格局。这样的人的气机当升不升，当降不降，会出现很多问题，浑身难受。当今社会，很多人的右手脉不降，经常容易上火，性情十分急躁。原因有很多，其中最核心的原因就是心神静不下来。心量小，着万物，生贪求，舍不得，放不下，气就不容易降下来。

人生最难是修心，降伏其心是关键！

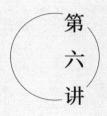

第六讲

常脉的核心特点

在"中医诊断学"中有一个非常重要的原理，即以常衡变。想要判断一个人的健康状态，首先要知道健康人是怎样的，然后通过对比发现异常。例如，正常黄种人的面色是"红黄隐隐，明润含蓄"的，以气色透亮为佳。如果看到某个人面色黄而晦暗，自然是有问题的。所以我们先要"知常"，《道德经》言"知常曰明"。做一位中医，心中要时刻装着"常"，学习脉诊亦是如此。

正常的脉象不是一成不变的，而是符合一定特点和规律的。同一个人，在健康状态下，其夏季和冬季的脉象是不一样的，白天和晚上的脉象也是不一样的，情绪激动时和心态平和时的脉象更是不一样的。常脉，并非静态不变，而是处在一种动态平衡中，其要点是"有胃、有神、有根"，"六脉平和，九候若一"，"脉应四时"，所以我们要重点把握其特征。

一、有胃、有神、有根

诊脉先察胃气。中医理论认为，"有胃则生，少胃则病，无胃则死"，可见胃气对于判断人的健康状况、病情轻重及疾病预后至关重要。"胃气"，是一个中医学特有的概念，简而言之，它代表的是人体的脾胃功能。脾胃是后天之本、气血生化之源，人自呱呱坠地开始就离不开饮食水谷之气的滋养。"有胃气"说明人的脾胃功能正常，处于气血充盈、营养良好的状态。

一个人"胃气"之强弱表现在很多方面，具体到脉象上有哪些特点呢？有胃气的脉，我们描述为"不浮不沉、不疾不徐、不大不小，秉从容和缓之性"。在切脉的时候，感觉一个人的脉象没有特别浮，也没有特别沉；没有跳得很快，也没有跳得很慢；既不宽大，也不细小；不是特别亢盛，也并非虚弱无力；整体感觉是一种从容淡定的中正之态，就是脉有胃气。其核心是要把握一个"中"字，从脉的浮沉、迟数、缓急、大小等维度来看，都是一个中态，无太过，也无不及。因为有了胃气的参与，体内之气才不会升降开阖太过。所以有胃气的实质就是中气足，偏离中道的脉就是缺乏胃气，离中道越远胃气越虚。极端的时候，若某人的脉切起来特别刚硬搏手，并非表示正气充足，反而是正衰邪盛、胃气大败之象，常称为"真脏脉"。如果你发现一个人的脉缺乏胃气，用药时就要注意顾护其中焦脾胃，常用的药物有生姜、大枣、甘草等。大家千万不要小瞧这几味药，无论是群方之冠的桂枝汤，还是和解百病的小柴胡汤，其方中都有生姜、大枣、甘草几味药，这背后就蕴含着建中、护中、守中的思维。

诊脉次观其神。脉有神气，是指脉象中显示出的精气充沛、脏腑健运之象。其在脉象上具体的感觉就是脉来柔和有力、节律整齐。最关键的是有力，有力就有神，少力就少神，无力就乏神。当然，有力的前提是脉来柔和。

何为神？神是一切生命活动表现于外的状态，它以内在精气为物质基础。《黄帝内经》言："血气者，人之神，不可不谨养。"所以脉之神气即可以反映人体内正气之虚实。其主要表现在脉的搏动力度上，有力为实，无力为虚；有力则有神，无力则乏神。乏神之脉，除了无力，还常常跳动缓慢，即有迟弱之意。

脉之神气与心关系最大，因为心主藏神，心为五脏六腑之大主，脉之搏动源于心。左寸脉应心，所以脉中神气的判断，除了感受整体脉力、节律外，还可以重点诊察左寸脉。乏神之脉，脉象整体缓慢、无力，而左寸尤显，甚至可能切不到左寸脉。其在治疗时的重点在建中焦、益气血、养心神，可考虑用桂枝汤搭配"心三药"——红参、银杏叶、红景天。

诊脉不忘探根。脉有根，是指脉象中显示出有根基（肾间动气）之象。根基是生命之本，主要与肾气有关。如何判断脉之根气呢？一是三指总按，在沉取状态下看脉搏是否有力。沉取有力为有根，沉取少力为少根，沉取无力为乏根。二是单指察看，看尺脉在沉取状态下是否饱满有力。尺脉沉弱为根本不足，气化乏源；尺脉偏弱为根基欠足，肾气不充；尺脉软滑适中为肾气充盈。从浮沉的内外角度看，沉为根，沉为本；从尺寸的上下角度看，尺为根，尺为本。所以判断脉之根气，当两者合参，从浮沉上下两个维度把握，缺一不可。

当今社会，人们大多有一些不良的生活习惯，如熬夜、久视、贪凉、多思……这些往往会透支下焦元气，因而许多人的脉象整体不耐重按，稍微用力就感觉跳动变弱了，其双尺脉更是沉弱空虚。这属于典型的根虚本亏，下焦气化乏源，临床上很多慢性病和久病、重病患者一般会有这样的脉象。其治疗当以补肾填精为主，兼顾养中气，可考虑用肾气丸加补精之品。如果切一个人的尺脉粗大有力，甚至异常搏指，是否说明其人肾气太旺呢？当然不是，正气不存在太过的情况，所有的脉亢即为邪盛。若尺脉浮滑偏亢，多因湿热下注或相火妄动。

以上就是常脉的第一大特征，即胃、神、根三者俱足。人体内有三个能量中枢：一是上焦的宗气，与心气相通；二是中焦的胃气，与脾胃相通；三是下焦的元气，与肾气相通。

有神、有胃、有根能够反映上焦、中焦、下焦的能量虚实，三者可以从不同侧面反映正常脉象的特点，且各有侧重，相互补充，不可替代。临床在为患者切脉时，不要切得太细，先察其胃、神、根的情况如何。尤其是初学脉诊者，一定要多去感受脉之胃、神、根的特点，做到心中了了，方能指下明明。心手合一，有了胃、神、根的感觉，再去判断病脉，就会容易得多。

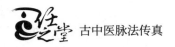

二、六脉平和，九候若一

"六脉平和"，即两手六部脉比较，无太过或不及，其在指下的感觉基本一致，似同频共振一般。然而在临床上，我们发现很多人的六部脉都存在太过或不及的情况，其背后的气机升降开阖和相应的脏腑功能必然有失调之处。"九候若一"，是指脉有寸、关、尺三部，每部又分浮、中、沉三候，合称三部九候。若浮取时寸、关、尺三部脉与中取时寸、关、尺三部脉及沉取时寸、关、尺三部脉比较，九个脉位的指下力度无明显差别，即为"九候若一"。"若一"就是基本一致，表示人体内这股气是均匀布散的，一气流行，无所不至。如果布散不均，有的地方气多，有的地方气少，就是气机升降开阖失常，那么在指下的感觉就必然会六脉不平、九候不一。"胃、神、根"是从能量虚实的角度强调正常脉象的特征，而"六脉平和，九候若一"则是从能量分布的角度强调正常脉象的特征，两者合在一起才是完整的常脉。

在临床实践中，我们发现，脉象同具胃、神、根特点的人还是很多的，但是符合"六脉平和，九候若一"的人太少了，为什么呢？因为我们生活在凡尘中，难免会被七情六欲牵绊，会有饮食劳倦的失宜，更有着万物贪生的妄心，而这些都会扰动我们的气血，所以难免失衡。真正符合"六脉平和，九候若一"状态的只有两种情况：一种是非神即仙，已经得道升天，不在人道范畴了；另一种是过世之人，生机消散，六脉全无。"人"字，一撇一捺，一阴一阳。人是阴阳复合体，是半阴半阳之物，如同浮萍一般，阴阳时刻在波动，又在波动中寻求一种相对的动态平衡。

总之，完全符合"六脉平和，九候若一"状态的脉象基本不存在，它只是一种理论上的完全平衡状态。通过精进修行，我们或许可以无限接近这种状态。就临床实践而言，对于常脉的把握，我们还是以"胃、神、根"为要点。

三、脉应四时

春之气温而生，夏之气热而长，秋之气凉而收，冬之气寒而藏，这是天地四时之气的变化规律。《黄帝内经》言："天覆地载，万物悉备，莫贵于人。人以天地之气生，四时之法成。"人活天地间，如浓缩之小宇宙，其内在之气也符合天地四时的运行变化规律，同与万物沉浮于生长之门。"脉中一气"是人体内之气的浓缩，脉气随外在四时之气的变化而变化。具体而言，主要通过脉之浮沉来判断脉与四时是否相应。因为浮沉重点反映气的出入，气生长则脉浮，气收藏则脉沉。春之气生，故脉现浮弦之象；夏之气长，故脉现洪大之象；秋之气收，故脉现毛涩之象；冬之气藏，故脉现沉石之象，此四时之平脉也。进一步落实到指下体会，于浮沉之间寻脉，找出脉在整体浮、沉过程中指下搏动最明显之处，看其是否与季节相应。一般来说，春天的脉在中取偏上之处搏动更明显，夏季的脉在浮中取偏浮之处搏动更明显，秋天的脉在中取偏下之处搏动更明显，冬季的脉在中沉取偏沉之处搏动更明显。因为四时之气是动态变化的，且其变化微而不显，所以脉搏最强之处也是逐渐细微变化的，需要仔细体会。

例如，深秋季节，切一个人的脉，轻轻搭上去就能感觉到明显得跳动，稍微用力按却发现跳得变弱了，那么这个脉肯定是病脉，而且病情严重，因为其人之脉未与四时相应。深秋时节，气以敛藏为顺，而这个人的脉气还处于散的状态，还停留在夏季，即当收不收、当藏不藏，不与大势相合，自然会生病。能应四时者，天地为之父母。与阴阳四时相悖者，逆其根，伐其本，坏其真矣！

临床上最怕切到与季节完全相反的脉象。例如，冬季气候寒冷，外面下着鹅毛大雪，却切到一个患者的脉象特别浮大，按之无根，则表示其病情比较危重；并且还可以预测其所患疾病在立春前后会加重，在夏至前后会恶化，依据什么呢？其背后的原理大家可以深思一下。古时的名医通过切脉就能够准确预测患者病情变化的大体时间，甚至可以精确到某天某时。诚然我们现在难以达到这样的境界，但是可以学习把握大势的方法。例如，在夏至前后，切到一个人的脉特别沉弱，陷下去升不起来，就可以推测这个人很容易得大病。因为夏至是阳极之时，脉气应该发散到极点，其人却如此沉弱，那么这个人到了秋冬季节身体会更加难受。有的人一到秋季就开始手脚冰冷、脱发，一到冬季就犯鼻炎、关节痛。这样的人，如果去切他们的脉，一定能量不足，因为他们平时的脉就容易偏沉、偏细、偏弱，此时按之必然无力，且寸尺脉均不及。有诸内必形于外，司外可揣内矣。

除了把握常脉三大特征外，我们还要考虑一些其他因素，如性别、年龄、体质、情绪、饮食、劳逸、环境等。这些因素同样会对脉象产生一定影响，如女性的脉偏细偏弱，小儿的脉偏数，老人的脉偏硬，胖人的脉偏沉偏粗，瘦人的脉偏浮偏细。人在紧张激动时，脉会有急数之象；在忧思苦闷时，脉会有郁结之象。空腹之脉，右关多空软；饱食之脉，右关多实满。久坐少动者，脉多沉涩；长期锻炼者，脉多浮滑。

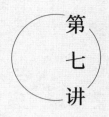

第七讲

凭脉辨气之
正气强弱

传统的脉象分为弱脉、虚脉、微脉等，分得很细，容易使初学脉诊者落入流散无穷的境地。其实这几个脉象，虽然名称不一，但本质一样，都是反映一个人的正气不足，代表一种虚的状态，只是程度和相兼状态不同罢了。

《黄帝内经》言"正气存内，邪不可干"；"邪之所凑，其气必虚"。一个内心光明、充满浩然正气的人，一般不容易受到邪气的干扰。若我们身体的某个部位出现问题了，那么此处一定有正虚的基础。而容易感邪，尤其是易反复感邪的地方，往往是身体虚弱之处。现在很多人，特别注重祛邪，如化痰散结、活血祛瘀、除湿排毒等。其实所有疾病的根源都是正虚，即本气自病。体内气的运行失常，开阖失调，才会有后面诸多病症的形成。因此在古中医的认知理论中，重要的是把握"本"。正气为本，邪气为标，知标本者，方可为医。临床上，医者在切脉时要闭上眼睛，静心凝神，然后判断患者内在的正气是否充足。这是切脉的第一步，也是最重要的一步。

"察色按脉，先别阴阳"。人体内的正气可以分为阴、阳两个方面，即阳气和阴血。正常时阴平阳秘，失常时气血不和。阳加于阴谓之脉，脉赖血以充盈，靠气以鼓荡。阳动阴静，阳化气阴成形。所以脉搏跳动的力度，主要反映阳气的状态；脉管的充盈度，则主要反映阴血的盛衰。

如果将人体内的正气比作货币，其中一部分用于储存，另一部分用于流通。储存的部分，我们称之为"精"，它是存在"银行"中以备不时之需的，而这个"银行"指的就是肾。肾主封藏，受五脏六腑之精而藏之。流通的这部分"货币"，我们称之为"气血"，它是用来维持脏腑生理功能和各项生命活动的。凭脉判断正气强弱，简言之就是看这个人储存的肾精和流通的阳气与阴血的量的多少。

当一个人的正气整体充足时，切脉指下的感觉就如同按在充盈气球

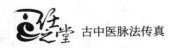

上，饱满而柔和有力；当一个人的正气整体亏虚时，切脉指下的感觉就如同按在塌瘪的棉球上，细软而无力。

一、阳气虚

1.阳气虚的判断

（1）察脉之整体搏动力度和速度

阳主动，有力无力是阳气强弱的体现。脉来无力，脉速迟缓，为阳气不足；脉来和缓有力，脉速适中，为阳气充足；脉力亢盛，脉速偏快，为阳郁化热。需要特别强调的是，脉之搏动力度强弱以总按沉取为准。总按是指三指同时施力切脉；沉取是指切脉时先按至筋骨，然后微微松力上抬。关于虚实有一句脉诀：有力为实，无力为虚。其中有力无力必须以沉取为准，即切脉一定要按下去，感受内气的搏动状态。假如一个人的脉浮取搏动很有力，但是中偏沉取时又感觉脉力明显变弱，即不耐重按，这种情况就属于虚证；假如一个人的脉浮取不明显，中取时力度适中，沉取则搏指有力，这种情况就属于实证。

（2）察左寸及右尺

若一个人的脉象整体偏于无力、缓慢，我们就需要左右手比较察看，若其左寸及右尺明显不及，则可表示其为典型的阳气虚。因为左寸和右尺都属火、为阳，当一个人阳气不足时，在六脉之中左寸脉和右尺脉相对其他脉位来说会显得更弱一些。

如果将阳气虚的状态进一步细分，又可以分为阳虚和气虚。两者没有本质区别，只有程度差异。阳虚为气虚之渐。若气虚到一定程度，则其温煦功能会明显下降，表现出明显的畏寒肢冷，这时就属于阳虚状态了。阳虚的脉较之气虚的脉跳得更慢，也更无力。

2.阳气虚的典型表现

阳虚患者的典型表现有望之神疲、舌淡体胖苔白润，闻之语声低微、少气懒言，问之乏力气短、畏寒喜温，切之肌肉松软、手足不温。偏于上焦阳气虚者，其寸脉尤弱，还伴随后背心冷、受凉易咳、心悸自汗等症；偏于中焦阳气虚者，其右关无力，不耐重按，还伴随大便稀溏、食凉腹泻、消化不良、脘腹寒凉及对冷风敏感等症；偏于下焦阳气虚者，其尺脉尤弱，舌根部苔偏白腻，还伴随腰腹寒凉、冬日足冷、夜尿频多、下肢浮肿等症。

3.阳气虚的治疗

阳虚之人应该多晒太阳，适当运动，勿食生冷，注意保暖，此外还可以经常艾灸八髎穴。如果选用方药治疗，偏上焦阳虚者，可选用桂枝汤加"心三药"；偏中焦阳虚者，可选用附子理中丸；偏下焦阳虚者，可选用金匮肾气丸。

二、阴血虚

1.阴血虚的判断

（1）察脉之整体脉管粗细

如何通过切脉来快速判断体内阴血的状态？判断阴血状态最核心的一点是诊察整体脉管的粗细。阴主静，阴成形，脉之粗细体现的是体内阴分的多少。脉体细涩，为阴血亏虚之象；脉体粗大，为病理性阴液过剩之象，即痰湿重；脉体适中，柔和饱满，为阴血充足之象。

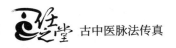

（2）察左尺

若一个人的脉象整体偏细，甚至细涩，我们就需要比较六脉察看，若其左尺明显不及，则表示其为典型的阴血虚。因为左尺对应肾水，为一身阴液之根。当一个人阴血不足时，在六脉之中左尺脉相对其他脉位来说会显得更细涩空虚。

如果将阴血虚的状态进一步细分，又可以分为阴虚和血虚。其中血虚是指人体的血液亏少，脉象偏细的同时还偏弱、偏慢；阴虚是指人体除血以外的其他阴液亏少，脉在偏细的同时还偏数，即整体有细数之象。

2.阴血虚的典型表现

阴血亏虚患者的常见表现为舌苔偏少或有裂纹，眼睛干涩，皮肤干燥，眠浅易醒，脱发明显，女子月经量少等。偏血虚者，还伴有眼睑色淡、嘴唇色淡、舌质色淡、心悸头晕等症；偏阴虚者，还伴有手足心热、心烦口干、舌质偏红、颧红盗汗等症。

3.阴血虚的治疗

阴血亏虚的患者切忌熬夜，宜减少用眼时间，少思少虑，勿过食辛辣之品。当今社会，人们普遍阴虚，很少有人能够做到规律作息，不熬夜，加之平时思虑过度，很容易透支身体。疾病的意义不是向外求，而是引导我们向内求，去改变过去不良的生活习惯和偏颇的生活观念。具体落实到用药上，阴虚者可选用生脉饮、六味地黄丸、金水六君煎等；血虚者可选用四物汤、养筋汤等。

三、气血阴阳俱虚

如果一个人的脉既跳动无力、缓慢，又明显细涩偏沉，说明其气血阴阳俱不足，这样的人特别容易疲乏，且抵抗力弱，总是无精打采。治疗这类患者，就要嘱其减少一切消耗，如少看、少听、少想、少学，好好睡觉，好好吃饭，多晒太阳，坚持站桩，尽可能放下工作杂事，将所有的能量内收，给身体多一点修复时间，平时可以经常服用十全大补丸。

四、精亏

1.精亏的判断

精亏的脉诊重点是诊察双尺，双尺脉的搏动力度和充盈度直接反映肾精的储存量。典型的精亏脉象是双尺脉沉弱细涩，甚至空虚若无。当今社会，人们普遍不是阴虚，也不是阳虚，而是精亏。

2.精亏的典型表现

精亏第一大表现是生长发育迟缓、生殖功能障碍、早衰。生长发育迟缓是针对青少年而言的，主要表现为身高明显低于同年龄、同性别儿童，语言和心理方面发育迟缓等。生殖功能障碍是针对青壮年而言的，主要表现为不孕症、习惯性流产等。早衰是针对中年人而言的，主要表现为记忆力下降、反应迟缓、专注力差、脱发或须发早白、牙齿松动等。

精亏的第二大表现是"三力"下降，即耐力不足、抵抗力弱、恢复力差。耐力不足者，常常感觉疲惫；抵抗力弱者，很容易感受外邪；恢复力差者，疾病往往迁延难愈。此外，因为尺脉对应形体的腰腹、下肢部，故精亏者常伴有腰酸腿软、腹部及八髎区寒凉等症。

3.精亏的治疗

首先要彻底转换观念，绝不能继续透支身体，并要尽可能地减少一切消耗。日常的饮食中，要多吃五谷杂粮，并适当补充一些九制之品，如九制熟地黄、九制黄精、九制黑芝麻等。治疗用药，一般选用种子类的药物，典型的代表方为五子衍宗丸。如果想要补的力量更强一些，可以酌情加用血肉有情之品，如紫河车、鹿角胶、龟甲胶、阿胶等。一般精亏的人，其气血必然不足，所以如果切脉时发现一个人气血两虚，那么一定要再好好切一下他的尺脉，若伴双尺空虚，当以补精为主，以益气血、运脾胃为辅。精亏之人，单用补气血之法，一般效果不佳。

总之，正气为本的理念要摆在首位。对于明显的虚证患者，治法当以补为主，但在补的同时还要考虑"虚不受补"，故要适当配伍运脾胃、助流通的药物，如陈皮、木香、茯苓、焦神曲、焦山楂、焦麦芽、生姜、大枣、佛手等，使补中有泻、静中有动。

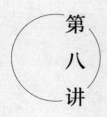

第八讲

凭脉辨气之

气结位置

气结是指气机郁滞之处。在生理状态下，人体内的气能够顺畅地升降出入、周流循环。在病理状态下，人体内的气因外感或内伤而开阖失调，气的运转过程被中断了，所以就会在脉上形成特殊的指下感觉，如脉位局部变得粗大不畅，我们称之为气机郁结点，或简称为郁脉点。

《素问·三部九候论》言："察九候，独小者病，独大者病，独疾者病，独迟者病，独热者病，独寒者病，独陷下者病。"此称为"七独脉"，其背后传递的脉诊思维是"独处藏奸"。我们要学会用察独的方法去抓住脉象的主要矛盾。

双手诊脉的优势在于可以通过左右脉对比，快速找出此刻主要的失调之处——察独大、独小，察独疾、独迟，察独热、独寒。这些都是相对而言的，即观太过与不及之理。其中独大者，就是郁脉点。

一、郁脉的含义

郁者，郁滞不畅也，其指下是粗大膨胀之感。双手切脉时，通过对比能够发现脉上某处的脉形之感较其周围要粗大、膨胀一些，甚至该处的皮肤及皮下组织都略显鼓胀。它是指下的一种脉形触感，与该处脉之搏动力度强弱并无直接关系。所以切郁脉点的时候，我们先不去感受其纵向的跳动力度，而是重在体会横向的粗大、膨胀感。大部分的郁脉点，在轻轻搭脉或略用浮取之力时就能触及，尤其是偏上、中焦的郁脉点。

竹子是一节一节的，我们沿着同一个方向轻轻触摸竹子，当触及竹节的时候指下会突然有一种受阻、隆起、局部变硬膨胀之感，通过这一节点后就又变顺畅了。将竹子比作脉管，则竹节就相当于郁脉点，指下触及竹节的感觉就类似郁脉之感。其实把竹子换成手指，指关节处的触感也类似郁脉之感。竹子和手指都没有搏动，但竹节、指关节和郁脉点

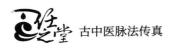

是相通的，所以摸郁点并不需要去感受脉搏跳动之象，而只需去体会指下脉形的粗大之感。

二、郁脉的特点

大部分人都有郁脉，可见于六脉中的任何位置，尤以双关或其上下为多见。关脉代表中焦，是气机升降之枢，类似"十字交叉路口"，是最易发生郁滞之处。一般来说，左关郁大会影响左路气机的升发，右关郁大会影响右路气机的敛降。在临床上，我们发现有80%以上的人都有中焦郁滞不畅的情况，只是其郁滞程度有别。所以练习切郁脉，我们可以多去体会关脉附近的感觉。

关于郁脉，我们除了可以体会到局部粗大、膨胀感之外，还可以深入感受一些相兼的指感。

1.程度不一

有的郁脉略微粗大，有的则是明显粗大，还有的是特别膨大。一般而言，郁滞越重，指下感觉越粗大，其对整体气机的影响也越大。

2.脉力不一

有的郁脉按下去后感觉搏指有力，有的按下去后感觉指力适中，还有的按下去后感觉疲软无力。脉力代表虚实，一般而言，有力的郁脉为实邪郁滞，无力的郁脉多为因虚致郁。

3.位置不一

有的郁脉出现在左手，有的出现在右手，有的偏上，有的偏中，还有的偏下。郁滞的部位不同，其临床意义也不同。

临证时对于郁脉的把握，首先是触及郁脉；其次是细察郁脉的程度；再次是感受郁脉的力度；最后是辨别郁脉出现的部位。尽量通过比较察独，找出六脉中郁滞最明显之处。

郁脉为百脉之首，在脉象中很常见，也很容易被感受到。郁脉所在之处，其局部气机必然郁滞不畅，并且会对整体气机的升降出入造成较大影响。例如，将左手脉比作一条马路，"车流"的主要方向是从尺部向寸部，似左手脉以升为主、以升为顺，若左关处发生"交通事故"，那么这里马上就会"交通堵塞"，车辆越聚越多，越来越堵，车流运行整体受阻。郁脉点，即"交通事故"之处，是核心的堵点，要重点关注，并应及时予以疏通、疏导。

三、郁脉的常见部位及临床意义

浮取应腑，六腑传化物而不藏，以通降为顺，所以一般浮取郁大，代表腑郁。左关浮郁为胆郁，右关浮郁为胃郁，右关尺浮郁为肠郁。六腑容易郁滞不畅，所以浮郁的情况很常见，尤其是双关处。沉取应脏，五脏藏精气而不泻，以藏精饱满为顺。五脏最常出现的问题是藏精不足而虚，因而沉郁的情况不是很常见，一般左寸沉郁为心气郁，右寸沉郁为肺气郁。

凡郁皆出于中焦，脉上见之则双关郁象最为多见。具体而言，左关浮取见郁象，提示胆经、胆腑郁滞，即胆气不畅。从疾病的角度来说，其人容易出现胆囊的问题，如胆囊壁毛糙、胆囊炎、胆石症等。从具体的症状来说，其人容易纠结、犹豫，决断力不足，叩诊右胁肋部疼痛不适。若左关按之无力，则为胆虚不畅，其人胆怯易惊；若左关按之有力偏亢，为胆实化火，其人容易口干、口苦、心烦、偏头痛等。

左关沉取见郁象，或左关浮沉取皆见郁大之象，多提示肝气郁滞。从疾病的角度来说，男性容易得脂肪肝，女性容易患乳腺增生。从具体的症状来说，其人容易胸闷，喜欢叹气，胁肋胀满，女性则有经前乳房胀痛等。若左关按之无力，则其人情志不畅以郁郁寡欢为主；若左关按之有力偏亢，则其人情志不畅以急躁易怒为主。

右关浮取见郁大之象，提示胃失通降、胃气郁滞。从疾病的角度来说，其人容易患胃炎、胃溃疡。从具体的症状来说，其人容易胃胀，饭后尤甚，饮食难化，口臭，心下痞硬，按之痛甚，容易呃逆、泛酸、胃灼热，情绪多烦躁，睡眠多不佳。若伴脉数而有力，则多食易饥；若伴脉虚软无力，则不能耐饥，少食即饱，多食则撑；若伴脉弦紧，则易胃痛，不能进食凉物。

右关沉取见郁大之象，提示脾气郁滞。若伴脉濡软，多为湿邪困脾，其人容易头部昏沉，纳食不佳，易腹胀，大便稀溏或黏滞。若伴脉躁动有力，多为中焦积热，其人手足心发烫，口周易长红疹，唇色偏红。

除双关外，在寸关之间，即寸下关上之处，也容易见到郁脉。若左寸关间郁大，提示背部夹脊区郁滞，其人容易背心发胀，或伴颈部不适。若右寸关间郁大，提示膻中区郁滞，其人膻中穴压痛明显，容易咽喉不适、胸闷，按压心下时，常有明显的胸部憋闷、呼吸不畅感及气上冲咽感。这类患者一般心里累积的负面情绪较多，喜欢蹙眉，故而两眉之间多有杂纹。

此外，若左寸沉郁，兼滞涩、无力感，提示心脉郁滞，其人容易出现心痛、舌体欠灵活等症。若右寸沉郁，提示肺气郁闭，其人易出现咳喘、胸闷、鼻塞、皮肤过敏等症。若左关尺郁（关尺脉在中沉取时均见郁象），多提示湿困腰部，其人易腰部困重、腰痛，久坐久卧则加重，活动后缓解，还可伴有下肢沉重、阴囊潮湿、脚气病等。若右关尺郁，多提示腹部湿重，其人易患肠炎、痔疮，女性易患妇科炎症，男性易患前列腺炎等。在临床中，一般偏于尺脉郁之人，其脉多见濡软之象，且尺脉常有下坠感，这主要与湿邪下注有关。

四、郁脉的治疗思路

左关郁大者，应嘱其畅情志，少思虑，多表达；针刺治疗，可选用"阴阳九针"中的"春风拂柳"配"秋风扫叶"针法；方药治疗，可考虑逍遥散加香附、郁金。右关郁大者，应重点把握养胃六点，即饮食之时宜专注、宜开心、宜缓慢，饮食之物宜温和、宜清淡、宜有节。胃病七分在养，三分靠治；针刺治疗，可选用"阴阳九针"中的"针通人和"配"以中治中"针法；方药治疗，可考虑平胃散加减。

左寸关间郁大者，应注意背部保暖，可以在夹脊区刮痧、拍打。右寸关间郁大者，应注意及时排解负面情绪，可以多拍打膻中区、心包经循行处及双肘部。拍打和刮痧法对于消郁脉、畅气机效果非常好。关尺郁大者，注意不要熬夜，切勿饮冷；针刺治疗，可选用"阴阳九针"中的"大陵海上明月"针法；方药治疗，可考虑完带汤、荆防败毒散等。

凭脉辨气之
气机状态

《素问·六微旨大论》言："出入废则神机化灭，升降息则气立孤危。故非出入，则无以生长壮老已；非升降，则无以生长化收藏。是以升降出入，无器不有。"这段话指出了气机升降出入的重要性，甚至可以称其为"中医之魂"。一切生命活动，都是靠气的运动变化来完成的，中医称之为气化。

一、气机与生命活动

气的运动形式主要有升、降、出、入，将其精练成两个字即"开"与"阖"。升和出的过程是开，降和入的过程是阖。升降针对上下而言，出入针对内外而言。具体到脉诊上，由尺到寸是气升的过程；由寸入尺是气降的过程；由沉到浮是气出的过程；由浮到沉是气入的过程。寸、关、尺这个维度反映的是气的升降；浮、中、沉这个维度反映的是气的出入。升降和出入互为因果，不可分割，但为了便于理解，可以将它们分开来看。

作为"器"的人体，是一个鲜活的生命，因而体内的气时刻在进行着升降出入的运动。如果没有气的升降出入，生命也就停止了。当人生病的时候，气的升降出入必然会发生变化。脉法传真的核心，即是通过切脉去把握人体气机的变化。抓住了气机的变化，就抓住了人体疾病之本。

二、气机与疾病诊治

如果气出得多，就要想办法让它收一收。例如，汗出过多的人，会呈现虚弱的状态，就需要用收敛固涩之品，将气收回来一些。如果气出得少，就要想办法让它散出去或减少入量。例如，长期不运动的人，气开不出去，就要让他多运动，或用辛温发散的药让气升发。升降亦是如此，如果气升不起来，就容易头部昏沉，需要用升提的药或相应的导引手法将气升起来；如果气升得太过或下降不及，就容易头部胀痛、血压升高，需要用降气的药或相应的导引手法将气降下来。总之，目的都是为了让气机恢复到一种相对平衡的状态，以此立法，再去针灸、推拿或处方用药，则思路清晰、效若桴鼓。

　　诊断的核心是察象辨气，即通过四诊合参来判断体内的气是否充足，以及气的运行状态如何。其治疗的核心是调气改象，即通过调理气的升降出入来改变诸多病象。"谨察阴阳所在而调之，以平为期"。"平"就是我们治病的最终目标，无论用药，还是针刺、手法，都是围绕"平"来展开的。

三、气机失调与典型脉势

　　前面在讲正常脉象时我们提到，人体气的升降出入是非常平衡的。平衡在脉上的体现就是脉位居中直过，不浮不沉，抚之无明显的起伏。人体一旦失衡，则气的升降出入失调，脉现起伏。通过抚法、阴阳比较法等切脉法即可准确把握气机的异常。

　　人体内的气机失调主要可以分为五大格局：其一，气升太过而下降不及，形成上越脉势，就像一个"甲"字。"甲"字为上大下小之象，气冲在上面，上面气多，下面气少，上有余而下不足，就是甲字脉势。其二，气升不及而下降太过，形成下陷脉势，就像一个"由"字。"由"字为下大上小之象，气陷在下面，下面气多，上面气少，下有余而上不足，就是由字脉势。甲字脉势和由字脉势是相对而言的，一个代表升太过而降不及，一个代表升不及而降太过。其三，气出太过而入不及，形成外越脉势，就像一个"凸"字。其四，气入太过而出不及，形成内陷脉势，就像一个"凹"字。凹字脉势和凸字脉势也是相对而言的，反映气的出入异常。其五，气的升降出入均出现异常，呈现中郁的脉势，就像一个"申"字。"申"字脉势之象中间大而两头小，切脉的第一感觉是关脉粗大明显、应指有力，而寸尺脉皆弱。

在上述五种气机失调格局中，尤以甲字脉势、由字脉势和申字脉势为多见，而明显的凸字脉势和凹字脉势则多见于重症患者。如果变通一下，我们可以将凸字脉势理解为甲字脉势的进一步加重或恶化的结果。若气升得太过，伴随气出得太多，收不回来，呈现欲脱之势，就会形成凸字脉势。同理，我们也可以将凹字脉势理解为由字脉势的进一步加重或恶化的结果。由此我们就可以将典型的五种脉势进一步浓缩简化为偏甲、偏申、偏由三种格局，下面做进一步阐释。

1.甲字脉势

甲字脉势的指下感觉为寸大尺小，寸尺的差异较大。切脉之时，先是总按，三指同时浮取，感觉到寸脉有较明显的跳动，而关尺脉没有感觉；中取的时候，寸脉和关脉有较明显的跳动，尺脉基本感觉不到，就是偏甲字的脉势格局。

甲字脉势也要分虚实。在沉取状态下，脉搏有力为实，无力为虚。如果脉势偏甲字脉，浮取或中取时能感觉到明显的上冲之势，这时三指再同时沉取，如果整体仍然上冲有力，则属于偏实性的脉势；如果整体比较疲软无力或少力，甚至只能感觉到尺脉有一点跳动，而寸关脉基本感觉不到跳动，就属于偏虚性的脉势。偏虚的甲字脉势是因为下虚不能制上，导致气浮于上而下收不足，故又称为虚火上浮。偏实的甲字脉势更多是因为气上逆或邪气干扰，导致气不能很好地下收，但其下焦并不虚。

甲字脉势还要分左右。同一脉势，左右不同，其病机和临床表现亦有别。左手偏实的甲字脉势，多与心肝火旺或风寒之邪侵袭项背部有关，临床常表现为急躁易怒、项部发胀、心烦失眠、口苦、小便黄，或恶寒、头身疼痛、项背强急等；左手偏虚的甲字脉势，多与肝肾阴虚，阴不制阳而阳亢于上有关，临床常表现为头晕而下肢痿软无力。右手偏实的甲字脉势，多与肺胃气逆，或温热之邪侵袭口鼻、肺部有关，临床常表现为呃逆泛酸、食管烧灼感、胸闷咳嗽、咽部不适、呼吸气热、咽痛红肿等；右手偏虚的甲字脉势，多与肾阳不足，阴盛格阳而虚阳浮越有关，临床常表现为口腔溃疡反复发作、脸上反复长痘、长期咽喉不适、腰腹偏凉、脚冷、便溏或易腹泻等。还有的右手偏虚的甲字脉势是因肺气不足而敛降无力，其临床表现为咳喘无力、胸闷气短、腰酸腿软等。一般而言，右手的甲字脉势更为常见，因为右脉以降为主、以降为顺，因而更容易出现不降的情况。

甲字脉呈上大下小之势，气升太过而下降不及，上下明显不平衡。高者抑之，因为上面气多而下面气少，所以其治疗重点是降气，让气机恢复平衡。但有时仅用敛降之法效果并不理想，需要运用一些小技巧，比如先开上焦，然后再降，这个方法可以形象地理解为"提壶揭盖法"，即将肌表的毛孔打开，让气能内外对流，不降气而气自降。

针对甲字脉势，总的调理思路是降中有散。具体而言，偏左手实性甲字脉者宜清肝泻火、透散郁热，或解表散寒、调和营卫；偏左手虚性甲字脉者宜补肾阴、平肝阳；偏右手实性甲字脉者宜和降肺胃、清透郁热；偏右手虚性甲字脉者宜温补脾肾、敛降肺胃，必要时还可补肺气，因为若肺气过虚则敛降无力。临床上，有的患者长期胸闷咳喘，动则喘甚而出虚汗，诊其脉则见右寸关脉浮而郁大，但是重按又无力，就是典型的肺气虚而敛降无权，宜用健脾补肺敛气之法。

2.由字脉势

由字脉势与甲字脉势刚好相反，其指下感觉为寸小尺大，寸尺脉的差异较大。切脉之时，先是总按，三指同时浮取，首先能感觉到尺脉的跳动，而寸脉在指下似有塌陷之感；再中取时，尺脉和关脉有较明显的跳动，寸脉基本感觉不到；最后沉取比较，会发现关尺脉整体的跳动感觉较寸脉明显粗大、有力，这就是典型的偏由字格局。

由字脉势也要分虚实。在沉取状态下，脉搏有力为实，无力为虚。无论虚实，由字脉的形成多与湿邪、宿便等邪气郁阻下焦而致阳气升发不利有关，偏虚的由字脉势还兼有气虚邪陷或清阳下陷的病机。

由字脉势还要分左右。左手实性由字脉，多与湿阻腰腿部有关，临床常表现为腰部困重、胀痛，久坐久卧后加重，尤其是晨起时腰痛明显，活动后可缓解，还常伴有下肢沉重感、脚气病、腿部湿疹等；左手虚性由字脉，多与肝肾亏虚，肝木升发不利有关，临床常表现为腰部酸胀、郁郁寡欢、面部色斑、头部昏沉等。右手实性由字脉，多与胃肠积滞、三焦湿重有关，临床常表现为腹部胀满、大便不调、白带黄稠异味、阴囊潮湿、肛周湿痒、痔疮便血、尿频涩痛等；右手虚性由字脉，多与脾肾亏虚、气虚、气陷有关，临床常表现为反复带下清稀量多、长期便溏、头晕目眩、胸闷气短、神疲乏力等。一般来说，左手由字脉更为常见，因为左脉以升为主、以升为顺，因而更容易出现不升的情况。

由字脉呈上小下大之势，气升不及而下降太过，上下明显不平衡。陷者举之，因为上面气少而下面气多，所以其治疗重点是升提，让气机恢复平衡。但有时仅用提升之法效果并不理想，需要运用一些小技巧，

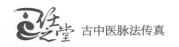

比如先适当通利下焦，然后再升，即为"除湿升阳法"。

根据脉势虚实，其治疗各有侧重。偏虚性由字脉，在除湿、升阳的基础上，一定要加补气升提药，如黄芪、苍术等，必要时还需加补肾药以增强下焦气化功能；偏实性由字脉，治疗侧重于祛邪，以除湿、化积、通肠为主，酌情配伍升提之品。例如，在临床上凡是以头部昏沉为主症的患者，其左手脉大多是虚性由字脉，常用逍遥散作为基础方，加升发清阳的药，如葛根、川芎、荆芥、防风等，还可适当配伍一点补肾助下焦气化的药，如熟地黄、肉桂等。这个组方思路还可以解决很多问题，如脑供血不足引起的头晕、颈椎病颈部酸痛、左侧肩周炎、虚性心脏病等与左路气机升发不力有关的疾病。

3.申字脉势

申字脉势是最简单、最容易把握的一种脉势，其指下感觉为双关脉粗大，轻取即得，而寸尺脉相对细弱不足；进一步中沉取时，还是感觉关脉独大、有力，寸尺脉不足。整体的气聚在关脉附近，中间大两头小，就是典型的偏申字格局。

申字脉势也分虚实和左右。虚性申字脉，其整体脉象偏细而无力或少力，只是关脉较寸尺脉粗大明显；实性申字脉，其整体脉象偏滑而有力，关脉特别郁大且亢。申字脉势的形成多因气机升降出入不利，痞塞于中焦所致，提示肝胆脾胃郁滞。其中左手申字脉偏于肝脾郁滞不升，右手申字脉偏于胆胃郁滞不降。

申字脉呈中间大两头小之势，气开阖失常而郁积于中，内外上下明显不平衡。郁者达之，所以其治疗重点是疏散。散左侧郁结用香附，散右侧郁结用木香、陈皮。其中左手申字脉还需配用疏肝升提之法，以恢复左路之升发；右手申字脉还需配用通降阳明之法，以恢复右路之敛降。

以上甲、由、申三种典型脉势，就是气机失调最常见的格局。在具体诊察时，一般以整体浮取、中取定脉势，以整体沉取定虚实。尽量不要用三指同时沉取去判断脉势，这样容易出现误差。对于以上三大脉势，重点是明其理。其中，偏甲脉势反映气在上焦分布多，偏申脉势反映气在中焦分布多，偏由脉势反映气在下焦分布多。

有没有申甲脉势或申由脉势呢？有的，当关脉特别郁大，而脉势又呈偏甲或偏由趋势时，我们可以认为是申甲脉势或申由脉势。一般来说，申由脉势多出现在左手，申甲脉势多出现在右手。申由脉势反映气郁在中、下焦，而上焦气不足；申甲脉势反映气郁在中、上焦，而下焦气不足。所以不要过度纠结甲、由、申三种脉势的表象，它们体现的只是气机分布的趋势而已。我们要做的只是让上、中、下之气分布均衡，能量分配均匀，即"以平为期"。

根据左右脉势的特点，每一侧都有五种可能的脉势，即偏甲、偏由、偏申、偏申甲、偏申由，所以将左右组合排列，理论上就有25种脉势。其中临床上最常见的有双申、双由、双甲、双申由、双申甲、左申右甲、左申右申甲、左申由右申甲八种脉势。我们若能熟练掌握这八种脉势的基本病机、临床表现及调理思路，那么对于临床常见病的治疗就有了一定把握。

4.凸字脉势、凹字脉势

典型的凸字脉势即气机外越，其指下特点为三指同时浮取，寸、关、尺三部脉都很明显，搏动都比较有力，但是中取时脉力就明显变弱了，沉取则更弱了，甚至重按则无。

浮取应表，沉取应里。浮取三脉皆强，沉取三脉皆弱，就说明气出太多而入之不及，内外气机明显不平衡，严重时甚至会发生脱证。所以当切脉时，如果浮取偏强，一定要中取，但更重要的沉取，沉取才是根本。整体浮取强而沉取弱，多因内虚而气失内守，气开太过而阖降不及，故治疗思路当以收敛为主。

典型的凹字脉势即气机内陷，其指下特点为三部脉浮取时都摸不到，中取时搏动也不明显，沉取时方能感觉指下有一点点搏动，说明气整体呈下陷状态。这种情况是因为整体能量不足，气无力升发而内陷所致。人体内气血的特点是虚则阖，实则开。当整体气血明显不足时，身体为了保证内部核心区域的能量供应，就会本能地内收。当能量积攒起来，气血渐充，又会逐渐地升发。凡是秋冬季节手脚不温的人，整体的能量一定是不足的。凹字脉势的人，一般容易出现神疲乏力、头晕目眩、运动汗少、情志抑郁、肢冷畏寒等症，其治疗思路以补益气血、发散气机为主。当然也有另外一种情况，即脉沉实有力，浮取则不及，此为阴实之证，大多肿瘤患者会出现此种脉象。

《雷公炮制药性赋》中提到"升降浮沉之辨，豁然贯通，始可以为医而司人命也"。这句话提示我们，在学药的时候，一定要精通药物的升降浮沉趋势。学习脉诊的时候，更要学会辨别人体气机的格局，这是重中之重。

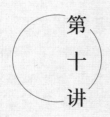

第十讲

凭脉辨气之

邪气性质

前面我们着重讲了凭脉可以辨正气之强弱、气结的位置和气机状态，但这些都是围绕正气展开的。除了正气外，我们还需要通过切脉来判断体内是否有邪气，而邪气通常会干扰正气的运行，因此凭脉知邪同样重要。

人体有水谷二道，每日饮水进食，水谷入胃，在相关脏腑的气化作用下，转化为水谷精微之气，濡养周身。一旦水谷代谢不畅，停滞于内，就会形成水毒和食毒。在生理状态下，人体靠气血运行带动周身循环，气畅血活则一身轻盈。在病理状态下，情志不遂会导致气血运行不畅，从而导致气滞，甚至血瘀。无论是水毒、食毒，还是气滞、血瘀，在体内积滞日久都会郁而化热，形成病理性的热邪或热毒。此外，由于不良的生活习惯，或平素不注意保暖，或偏嗜生冷之物，又会导致寒气内生，所以人体内常见的邪气，无外乎水毒、食毒、气滞、血瘀、寒邪、热邪等。这些邪气存于体内，在脉诊上就会呈现一些相应的象，我们把握了其脉象特征，就能简单快速地判断出相应的邪气。

一、水毒

生命离不开水，水循环于人体生命活动而言至关重要。《黄帝内经》言："饮入于胃，游溢精气，上输于脾，脾气散精，上归于肺，通调水道，下输膀胱。水精四布，五经并行。"这一段描述的是水在人体内的运行过程：饮入的液体首先到胃，通过胃的气化（游溢精气）作用，水中精华得以布散到胃外的三焦网膜，然后再从胃外的三焦网膜通过脉络系统传输到脾，通过脾的进一步气化（脾气散精）作用，将水中精华上蒸于肺，这个过程就相当于"地气上为云"。水中精华到了肺部，通过肺的宣发和肃降作用被布散到周身以濡养四肢百骸和五脏六腑，这个过程就相当于"天气下为雨"。代谢之后的水液汇聚到膀胱，一部分通过肾的气化推动作用以小便的形式排出去，另一部分通过蒸腾气化重新被人体利用。

在整个水循环过程中，胃是第一环节，脾是第二环节，肺是第三环节，膀胱和肾是第四环节。三焦是整个水液运行的通道，其又根于命门。命门为三焦水液气化提供动力，下焦肾阴、肾阳是气化之源。所以水液代谢离不开三焦、胃、脾、肺、膀胱、肾等脏腑，若这些脏腑功能失常，尤其是肺、脾、肾三脏气化功能失调，就会导致水液代谢障碍，形成水、饮、痰、湿四种水毒。

水、饮、痰、湿同出一源，都是水液代谢失常形成的病理产物，但其形态及特性各异。湿者，潮湿之气，乃无形之邪；水、饮、痰乃有形之邪。水与饮最为相近，常并称为水饮，而痰与湿差异较大，湿者，散之如雾，聚之成痰。积水为饮，饮凝为痰。水清、饮稀、湿黏、痰稠。水、饮、痰、湿，其形态及性质差异可概括为从无形到有形，从弥漫到聚集，从清稀到浓稠。

1.水邪

水邪在人体内主要表现为水肿、小便不利，其典型的脉象是沉脉，即浮取、中取不明显，沉取才能感知较明显的脉搏跳动。在临床上，如果我们切到典型的沉脉，尤其是在患者体形偏胖时，一定要查看或询问其有没有水肿、小便不利的症状。治疗水邪内停有三首经典的方剂，包括真武汤、实脾散和越婢加术汤。真武汤偏于调肾，实脾散偏于调脾，越婢加术汤偏于调肺。

2.饮邪

饮邪与水邪类似，都是偏清稀、流动性大的水毒。饮邪容易停留在人体的某些腔隙，如肺、胁下、胃肠外的三焦网膜等。饮停于肺，多表现为咳喘伴咳吐清稀水样痰涎；饮停胁下，多表现为咳嗽牵引胸胁作痛；饮停胃外三焦网膜，多表现为水逆、呕吐清稀痰水、心下振水音；饮停肠外三焦网膜，多表现为肠间沥沥有声、大便稀溏。

饮邪的背后常常有阳气相对不足的病机，所以饮邪在内，脉象偏弦而微紧，或者兼有沉象。弦脉的特点，古人形容为"如按琴弦"。琴弦是绷直的，所以摸上去的感觉像一条直线在指下上下波动，故其指感特点形容为"端直以长""从中直过""挺然于指下"。至于紧脉，古人形容为"脉来绷急弹指，状如牵绳转索"。因为脉管两边收紧，故切脉时脉管两边会有弹指之感。无论是弦脉还是紧脉，都有紧张度高的指感特点，弦脉是纵向的紧张度高，即脉管两端绷直拉紧；紧脉是横向的紧张度高，即脉管两边收紧绷急。弦脉和紧脉常同时出现，二者均反映体内气机郁滞不畅，紧脉多与寒邪有关，弦脉多与气滞有关。

饮邪见弦紧之象，提示阴寒内凝、水气不化；若兼见沉脉，则多伴有水邪。如果对于饮邪的脉象特征把握不准，可以结合整体表现去判断。饮停于内，易导致三大主症，即心悸、眩晕、呕吐清涎。此外，饮邪致病的舌象特点也很典型，即舌苔白润水滑。饮邪为患，其治疗最常用的方剂是苓桂术甘汤。

3.湿邪

常言道"十人九湿，还有一个是大湿"，可见湿邪在人群中很常见。湿邪的致病特点是重浊黏腻，易于弥散。湿气重的人常表现为身重困乏、大便黏滞、口黏不爽、舌苔白腻、女子带下量多、男子阴囊潮湿、老人肛周湿痒等。其典型的脉象为濡软粗大，且关尺部皮肤常有明显的黏腻感，尤其是夏季更为明显。

濡者，软也；濡者，少力也；濡者，边界模糊欠清也。濡脉具有质感松软、脉力偏弱、边界模糊的特点。濡为湿之主脉，因为湿性趋下，所以濡脉之象最易在关尺部触及。治疗湿气重，常用的方剂有平胃散和荆防败毒散，其中平胃散主要针对湿阻中焦，荆防败毒散则针对湿郁下焦，清阳不升的状态。

4.痰邪

痰邪与湿邪都比较黏滞，只是痰更稠浊，故中医有"湿聚成痰"之说。痰分有形之痰和无形之痰。有形之痰容易把握，其人多有咳痰、打鼾等表现。无形之痰无迹可寻，却又常常引发疑难杂症，那么临床如何把握呢？临床上可以根据患者的脉象判断，痰脉的典型特点是尺肤黏、脉滑而粗大。皮肤黏、脉粗大是痰、湿的共性表现，偏痰则脉偏滑而有力；偏湿则脉偏濡软少力。

滑脉的特点，古人形容为"往来流利，应指圆滑，如盘走珠"。典型的滑脉脉象感觉很流畅，但是脉率不快。当湿聚成痰或痰湿互结时，其人之脉可能既有濡象又有滑象，即整体呈现一种濡软滑大的感觉。痰的形成还有另一个机理，即热邪炼液成痰，这时的脉象多呈滑数之感。

痰证可以分为湿痰和痰热两大类。前者偏阴证，脉多乏力，其治疗的典型方剂是二陈汤；后者偏阳证，脉多有力，其治疗的典型方剂是清金化痰丸。

二、食毒

当今社会，物质生活极为丰富，人们很少出现饥饿或营养不良，更多面临的是因饮食过饱、过量所引起的富营养化，与其相关的营养代谢性疾病与日俱增，如腹型肥胖、"四高"等病症屡见不鲜。这些营养过剩导致的代谢性疾病患者，大多存在一个共性，即胃中有宿食、肠中有积滞。而这类疾病我们通过切脉就能够精准诊断，其特点为左寸或双寸浮取无力，同时右关及关下郁大。左寸浮取对应小肠之气，右寸浮取对应大肠之气。通常肠积易发生在小肠，当小肠积滞时，其经络之气无法在脉象上呈现，就会出现左寸浮取无力的特征。当出现严重肠积时，即大、小肠均有积滞时，则双寸皆浮取无力。

临证时，浮取六脉进行对比，可明显感觉双寸低陷、脉力不足。再依据脉与形体的对应规律，右关对应胃，右关下对应脐周肠道，故而右关及关下郁大提示有形的胃肠存在积滞。典型的胃肠积滞患者，通常会大便不调的问题，有的表现为便秘、便色偏深，有的表现为便溏、易腹泻，还有的表现为溏结不调。这类人一般腹部偏大，可触及腹部包块，指关节四缝穴处色泽偏暗、有青筋，容易心慌、胸闷，在肩胛部小肠经循行处易出现不适症状，尤其是天宗穴附近更为敏感。在临床上，有的人心脏不适，频繁心悸、胸部闷痛，但所有与心脏有关的检查均无异常，此时诊其脉，倘若发现左寸浮取无力而右关及关下郁大，则为典型的胃肠型心脏病，即因胃肠积滞致使小肠经、心包经不畅，进而影响心气的供应，此时运用和胃通肠的方法常常能够取得较好的临床疗效。

"早期心病治胃肠，晚期胃病扶心阳"，这是临床医生的经验之谈。对于胃中宿食不化之人，我们通常采用"焦五仙"进行治疗，即焦三仙加上炒陈皮、炒砂仁；对于肠积显著者，我们常运用"通肠六药"（火麻仁、鸡矢藤、艾叶、苦参、大血藤、熟大黄）治疗。

　　水道不利导致水饮痰湿之水毒，谷道不畅形成胃肠积滞之食毒，水谷二道，常常相互影响。故而在临床上，很多人既存在水毒，又兼具食毒。水、食二毒积聚于体内，乃是导致诸多代谢性疾病的根源，我们应当予以重视。

三、气滞、血瘀

　　气血运行不畅，容易导致气滞或血瘀。临床上，气滞证十分常见，其典型表现多为脘腹胀满、嗳气胸闷、胁肋胀痛、情志不畅等，在脉象上多呈现为紧张度较高的弦脉。一般紧张度越高，弦脉的病理意义越大。有些气滞严重者，气机闭塞，脉象反而呈现一种涩而无力之感，因而很容易被误诊为虚证。这类患者中有的急躁易怒、声音洪亮、目光炯炯、不易乏力，显示其整体不虚，这时是否可以舍脉从症呢？非也。因为气机闭塞严重，脉气出不来，所以切脉第一感觉偏虚、涩而无力，然而若你闭目沉思久候，就会发现其人脉象隐约有种躁动之象。对于这样的脉象，诊察时要用到沉取久候之法，必要时也可四诊合参，综合判断。脉无假象，关键是看能否识脉，是否会解脉。

　　针对气滞证，偏轻者可选用香苏散，偏重者可选用柴胡疏肝散。如果患者体质偏虚，又有较明显的气滞症状，可用逍遥散加减治疗。

　　气滞日久，容易血瘀。血瘀的常见表现为唇色紫暗、舌色青紫或有瘀斑，或舌下络脉迂曲，局部多有固定的刺痛等，其典型脉象是涩脉。涩脉是什么感觉呢？古人形容涩脉是"脉来艰涩，如轻刀刮竹"。涩脉的指下感觉是连贯性差，滞涩不滑利，具体落实到临床，切脉时可以着重感受脉搏的振幅，脉搏振幅大小在一定程度上能够反映脉搏的流畅度，当脉搏振幅小时脉象就偏涩。涩有虚涩和实涩之别。虚涩者，脉见细涩无力，多因津亏血少或气血双亏而致脉道不充所致；实涩者，脉见涩而有力，多因气滞血瘀所致。治疗气滞血瘀证，典型的方剂就是血府逐瘀汤。

四、寒邪

当体内寒邪偏重时，脉上是什么感觉呢？一般寒证，轻触寸口皮肤感觉偏凉、偏硬，按下去脉多有紧象。寒令脉紧，紧脉是寒证的主脉。临床上，凡是触及紧脉者多提示有寒，浮紧多为表寒，沉紧多为里寒。针对寒邪，其治疗一般用温散之法。

五、热邪

当体内热邪偏重时，脉上是什么感觉呢？一般热证的典型脉象是滑数脉。若弦中兼滑数之象，多为气郁化火。临床上，很多火热之邪郁于内不一定表现出明显的滑数之象，而是呈现一种沉洪躁急之感，即越是重按沉取，脉象越有躁动不安之象。郁火在内之人手心偏热、小便黄、性情急躁，其治疗当用宣通清透之法，典型的方剂为升降散配翘荷汤。

总之，邪之所见，必有其象。一般而言，脉紧多寒，脉滑数或沉躁多热，脉弦多气滞，脉涩多血瘀，脉濡滑大多痰湿，脉弦紧或沉弦多饮邪，脉沉多水邪，脉双寸不足而右关郁大多食毒。

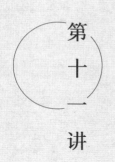

第十一讲

双手诊脉的操作方法

一、诊脉前的准备

临床上，为患者切脉前先要做好准备，主要有三点：一是静心调神；二是注意体位；三是备好脉枕。其中最重要的是调神，《素问·脉要精微论》言："持脉有道，虚静为保。"

1.静心调神

无论是切脉前，还是在切脉过程中，医者都要处于一种虚静的状态，然后去感受对方脉搏的搏动（图2）。何谓"虚静"？"虚"者，无欲也，即内心放空，摒除一切杂念；"静"者，凝神也，即精神内守，专

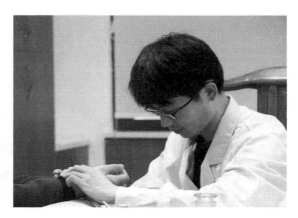

图2　静心调神诊脉图

注当下。现在很多人杂念太多，心静不下来，不太容易专注。为什么有人觉得脉诊很难学呢？不是因为切脉有多复杂，而是他们的心不静。如何能够快速地进入一种虚静状态呢？我们可以进行一些特定的训练，如静坐、站桩、读经、练书法、弹古琴、品茶道等。推荐大家诵读《清静经》，它能让你的心慢慢静下来、神慢慢收回来。

虚静的状态，经过反复地训练，最终就可以成为我们生活的一种常态。脉诊的调神过程，始于主动，终于自然。静心的状态会让我们的感知力增强，也能为诊脉提供一定助力。

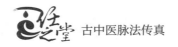

2.注意体位

医者诊脉时，身体要尽量中正安舒，不要歪斜，也不要过度低头。形正则气顺，气顺则神清，所以体位中正是基本要求。双手诊脉，一般采用"对坐交诊"的方式，即医者坐在患者的对面，医者之左手切患者之右手脉，医者之右手切患者之左手脉，两手同诊。同时，要保证患者寸口脉所在平面与其心脏在同一高度，以避免高度差对脉搏造成的影响。切脉之时，医者应全身放松，面带微笑，双目微闭，两眉舒展，内心欢喜地去感受患者的脉动节律。医者应尽量养成闭目切脉的习惯，因为眼睛是神气出入之门户，闭目有助于神气内藏，可以让医者更好地专注于指下。

3.备好脉枕

放置脉枕的目的是让患者手腕放松，以便医者更好地诊脉。就如同我们睡觉时要枕一个枕头，枕头放的位置要适中，不能靠前或靠后。脉枕也是一样，要正好枕着患者的手腕。如果没有脉枕，也可以用医者的大拇指托着患者的手腕桡侧诊脉。

二、诊脉的要点

1.定位

准备工作完成后，就要开始定位了，即确定寸、关、尺的位置。如何定位呢？传统方法是根据高骨定关，关前为寸，关后为尺。高骨是指桡骨茎突，它是重要的解剖标志。寸口脉一般在高骨内侧，当中指指目触及高骨高点后，向后一滑就是关部，然后关上为寸，关下为尺。其实这种定位方法容易出现误差，因为高骨的形状是不规则的拱形，如果不仔细找，高骨最高处往往找不准，从而影响整体寸、关、尺的定位。高骨定关的"关"并非指关脉，而是指关口，即分界之意。从高骨最高点向桡动脉做一条直线，这条直线就是寸脉和关脉的分界线，于形体则对应胸腹腔之分界，即膈肌。

怎么样才能减少误差呢？有一个简单的定位方法，就是找到手腕处的第一条腕横纹，以此为标准线，其下方就是寸脉，寸下为关部，关下为尺部。如果习惯用高骨定关，那么布完三指后一定要检查食指的上缘是否与第一条腕横纹重合。如果我们的诊脉功夫已经很熟练了，就不必拘泥于寸关尺。因为寸关尺本是人为划定的，是为了方便指导临床应用而设的。其实脉气本为一体，我们要把脉当成一个整体去感受。位置是"死"的，而脉是"活"的。有的人寸上鱼际处有脉，有的人尺下也有较明显的搏动，这些位置当然也要切脉，不必限于寸、关、尺固定的位置，可以将手指上下移动，重点是感知所有的脉动。

2.布指

将食指、中指、无名指三指齐平并在一起，弯曲成一定弧度的弓形，然后布于脉上，调整三指与桡动脉所在平面的夹角，以45°角为宜。若夹角为90°，则是用指尖切脉；若夹角为0°，则是用指腹切脉。而当夹角为45°时，其实是用指尖与指腹之间的指目在切脉。指目如同手上的眼睛，灵敏度高，对脉的感知力最强，故常以此处切脉。拇指和小指如何安放呢？这也是有讲究的，一般拇指抵在手腕背部，与切脉的三指相对，起稳定作用。小指一般悬空，不接触患者手部。为什么小指要悬空呢？这是为了留一个能量信息的出口。

3.指法

（1）抚法

抚，即抚摸之意，有轻抚和循抚之别。轻抚，指轻轻搭脉，重在感受皮肤的状态，如皮肤的温度、湿度和软硬松紧度，这些信息都有一定的临床意义。如果轻轻搭脉，感觉患者的皮肤很松软，甚至有塌陷之感，就提示其内的气必然不足，主虚证；如果轻轻搭脉，感觉患者的皮肤偏硬、偏紧，就提示其内有寒气；如果轻轻抚摸关尺处皮肤感觉黏黏的，就提示其体内湿气重；如果手指很敏感，一搭上去，就感觉到某个指下有凉意，那么这部脉对应的脏腑必然偏寒，临床上以右关和右尺部多见。

轻抚之后，便是循抚。循抚触摸的是皮下脉管，沿着脉管移动抚摸，感受脉管整体的粗细及有无明显的膨胀点（郁脉）。为了更好地感知脉管的形态，我们可以让患者短暂处于虎口朝上的体位。

（2）总按和单取

总按，即同时用三指以同等的力度切脉，以便感受整体的脉动情况。单取，指单独用某一指去切按特定的某一部脉，以便感知局部的脉动情况。在临床上，一般先总按感受整体脉象，再分部单取诊察局部，最后再次总按对比，即总→分→总的过程。

（3）浮取、中取、沉取

浮取、中取、沉取指的是切脉的不同指力。医者将手轻轻搭在患者手腕皮肤上，然后微微用力向下按压，即是浮取；进一步加力按压，便是中取；最后重按至筋骨，再微微上抬，便是沉取。

浮取、中取、沉取是相对而言的，没有绝对的指力区别。临床切脉时，浮取、中取、沉取是一个连贯的动作，医者需要在动态过程中去感受指下脉象的变化。其中尤其要重视沉取，因为沉取为根，沉取为本，沉取久候才见"真相"。

（4）举按法

举法，又名举之，是先按至筋骨，然后再慢慢松力上抬，在向上抬的过程中医者需要仔细感受患者脉搏强弱的变化。按法，又名按之，是指从浮到沉逐步加力下按，在向下按的过程中医者需要仔细对比患者脉搏强弱的变化。所以，举按之法是动态感知的过程，于动态起伏中感受气血流动的趋势。这个趋势非常重要，因为正常脉象是不浮不沉而居中，以中取时脉之搏动感最强，可随四时之气的变化而略有起伏，若脉太浮或太沉则属于病理状态。例如，按时越向下按脉搏越强，就提示气血趋向于里，多主里实证；举时越向上抬脉搏越强，就提示气血趋向于表，多主表实证。

（5）阴阳比较法

阴阳比较法是非常重要的一个手法，因为通过阴阳对比可以快速察独，发现问题。《黄帝内经》有言："谨察阴阳所在而调之，以平为期。"那么如何判断阴阳所在是否平呢？落实到脉上，就是阴阳比较。具体操作就是比较左右手脉、尺寸上下、浮沉内外。比较左右，可以判断气血盛衰的平衡度；比较尺寸，可以判断气机升降的平衡度；比较浮沉，可以判断气机出入的平衡度。

三、诊脉的步骤

1.总按感受整体脉象

医者双手同时切脉，闭目凝神，先整体浮取，然后中取，最后沉取。在浮、中、沉取过程中，重点感受脉搏的力度、速度、宽度、节律、深浅、振幅、紧张度和流利度，其中又以力度、速度和宽度为主。阳主动而化气，故力度加上速度反映阳的状态；阴主静而成形，故宽度反映阴的状态。节律是指脉之搏动是否整齐。深浅是针对脉位而言的，若整体脉搏最强处偏表，则定为浮位；若整体脉搏最强处偏中，则定为中位；若整体脉搏最强处偏里，则定为沉位。脉位的深浅与气血的盛衰及内外分布情况密切相关。振幅是指脉搏上下起伏的范围，它可以辅助我们判断脉搏的流利度。紧张度是针对弦脉、紧脉和松缓脉而言的，其中弦脉为脉管纵向紧张度高，紧脉为脉管横向紧张度高，松缓脉为脉管整体紧张度低。流利度是针对滑脉和涩脉而言的，流利度大则偏滑脉，流利度小则偏涩脉。脉之振幅、紧张度和流利度与气血的流通情况密切相关。上述八个维度的脉象基本涵盖了传统二十八脉的脉象要素，不但能将复杂的脉象简单化，而且很实用。初学者应以掌握脉力、脉速和脉宽为要，以便快速判断患者整体的阴阳盛衰情况；熟练者则力求完备掌握脉诊方法。

2.判断左右手的脉势

脉势反映气机的整体状态，其重要性不言而喻。我们通过整体浮取、中取来判断两手脉势。每一侧的脉势有五种可能，即偏甲、偏申、偏由、偏申甲和偏申由。当然也有可能没有形成明显的脉势，这种情况我们一般记录为脉平，代表气机的升降出入无太大的异常。

3.六部对比察三独

通过两手六部比较，找出太过和不及的脉点。重点察三独，即独强脉点、独弱脉点和独大脉点。独强脉点是六脉中最有力的脉，多为正邪相争之处；独弱脉点是六脉中最无力的脉，多为正虚容邪之所；独大脉点是六脉中最郁大之处，多为气机郁滞之处。有时独强脉点与独大脉点是重叠在一起的，这种情况一般提示对应部位是当下的核心病位。

以上就是诊脉三部曲。首先，要感受整体脉象，判断病性的虚实及相关邪气；其次，体察综合脉势，判断体内的气机状态；最后，比较察独，判断主要的病位所在。

例如，一位中年男性患者，主诉心烦、口苦、腹胀1月余，双手诊脉结果为整体脉位偏中、脉力偏强、脉速偏数、脉紧张度偏弦，综合脉势是左申右申甲，比较察独是双关郁大、双关亢。因此辨证为少阳阳明合病，为典型的大柴胡汤证。

总之，双手诊脉有其独特的优势。清晰的脉诊思维有助于我们快速把握患者当下的核心病机，因此临床上应当重视脉诊，尤其是双手诊脉法。

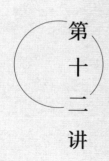

第十二讲

凭脉推理症状

　　一套完整的脉学体系包含诊脉、解脉和调脉三部分。诊脉包括切脉的具体方法、相关的操作细节，以及切出患者的准确脉象。解脉是解读脉象的临床意义，分析患者患有哪些疾病，推测其有哪些症状。调脉是根据脉象来确定治则治法，以及具体的选方用药。诊脉和调脉是医者独立完成的，而解脉则涉及医患的互动交流。若脉解得好，医患皆大欢喜；若脉解得不好，难免尴尬，还可能会影响患者对医者的信任。所以解脉亦是临床关键的一环，善为脉者，不可不知。

　　当我们切完一个人的脉，总要和对方说点什么，对方也很期待你的诊断，这就涉及解脉环节。如何根据具体的脉象来推测对方有哪些症状呢？我们可以基于以下思路得到答案。

一、辨正气

1.判断气是否充足

　　正气包含流通的气、液和储存的肾精。如果正气不足，无论是气虚、液虚，还是精亏，都会出现相应的临床表现。其中气是否充足，主要看脉沉取的力度，并适当参考脉搏速度。如果在沉取状态下，脉搏搏动很弱，甚至不耐重按，就属于气虚。气虚之人会有哪些典型的症状呢？气虚首要的表现是神疲乏力。神疲，是指精神疲惫、无精打采，严重者甚至哈欠连连。乏力，是指四肢无力、倦怠嗜卧。其次，气虚之人常表现为语声低微、少气懒言。此外，气虚之人一般抵抗力较弱，容易感邪、出虚汗。如果脉搏沉取无力的同时又搏动缓慢，如脉搏次数低于60 次 / 分，则表示患者已由气虚发展为阳虚。阳虚之人最典型的表现是畏寒肢冷。畏寒是主观症状，即患者长期怕冷，常需添衣加被以保暖；肢冷是客观体征，即可以触摸到患者手足冰冷。

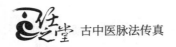

2.判断液是否充足

判断液是否充足，主要看脉的整体粗细，并适当参考左尺脉的充盈饱满度。如果脉象整体偏细，同时左尺不及，就属于典型的液亏，此时就会表现出一些相应的体征，如眼睛干涩、多梦易醒、口干汗少、皮肤干燥、容易脱发、经血量少等。

3.判断精是否充足

判断精是否充足主要靠诊察双尺脉的状态。如果双尺沉弱空虚，就属于典型的精亏。精亏之人，尤其不耐劳，容易腰酸腿软，抵抗力弱，劳力后体力恢复慢，而且容易出虚汗；严重精亏者，还会影响其生长发育和生殖功能。

身体出现哪些症状取决于其内在的能量状态。我们可以根据脉象反映的能量状态推理出相关症状，也可以根据相关症状来反向推理其背后的能量状态，然后再通过切脉验证。脉象的变化在前，症状的出现在后，二者之间存在一定的时间差。因此，如果你切一个人的脉，他的脉象提示其体内阳气明显不足，那么推测其会有神疲、乏力、畏寒等表现，但他此刻感觉良好，没有异常表现。因为脉象可能对应其既往的相关表现，也可能对应其当下的症状，还可能预示其未来的疾病。只要有相关的脉象，就有对应的病机。

还有一类特殊的患者，察其脉象有明显异常，据脉推理其应该有相应的症状，但患者却没有相关症状，是什么原因呢？这类患者大多属于"失敏体质"，即身体特别不敏感，觉知力很差。《难经·二十一难》言："人形病，脉不病，曰生；脉病，形不病，曰死。"《伤寒论·平脉法》云："师曰：脉病人不病，名曰行尸，以无王气，卒眩仆不识人者，短命则死。人病脉不病，名曰内虚，以无谷神，虽困无苦。"以上引文均认为，脉病人病，当以脉为要；脉者，人之根本也。在临床上，凡遇到类似"脉病而人不病"的患者，我们还是要让其引起重视，切不可大意。

二、察通道

通道顺不顺畅主要看两手关脉大不大。左关郁大，会影响左路气机的升发；右关郁大，会影响右路气机的敛降。无论是左关郁大还是右关郁大，都会出现一些相应的临床表现。左关郁大者，多有肝胆气郁之象，易胁肋胀满疼痛，善太息。在情志方面，偏虚者，易忧愁、闷闷不乐；偏实者，易心烦、急躁易怒。肝气不疏，不能调畅月经，故女子月经来潮时易乳房胀痛、腰腹坠胀、月经色暗有块、痛经等。右关郁大者，多有脾胃失和的表现，如不易知饥、心下痞硬、食后胃胀、呃逆、泛酸等，而且按压第二掌骨中点处会有酸胀疼痛感。

三、看脉势

脉势反映能量的分布状态，哪里有余，哪里不足，一目了然。有余之处，属实，多为不通之象；不足之处，属虚，多为不荣之象。例如，由字脉势，下大上小，下有余而上不足，若左手见之，左脉对应后腰背部，则一方面腰背胀痛、下肢沉重，另一方面颈部酸软、后枕部恶风、头部昏沉；若右手见之，右脉对应前胸腹部，则一方面腹部胀满、大便不畅，另一方面胸闷气短、喜深吸气。又如，甲字脉势，上大下小，上有余而下不足，若左手见之，则一方面头胀项强，另一方面腰腿酸软，甚至出现典型的头重脚轻感；若右手见之，则一方面易上火咽痛、头颈汗多，另一方面小腹凉、足冷、易腹泻，尤其是女性患者，若下焦虚到一定程度，子宫内还会形成阴实肿块，如子宫肌瘤、卵巢囊肿等。右手典型甲字脉势者，一般都是上热下寒体质。申字脉势，中间大两头小，中有余而旁不足，故一方面中焦郁滞之症较明显，可见脘腹胀满、胸胁胀痛、口苦纳呆等，另一方面还会伴有一定程度的四肢和头面失养的症状，如四肢乏力、手足麻木、头晕目眩等。

四、察独弱

察独弱，是根据"独处藏奸"的原理，两手六脉比较，找出六部脉中最不及的脉点（独弱脉点）。临床症状容易出现之处即为最不及脉点对应的区域，因为至虚之处乃容邪之所。在临床上，不及脉点一般出现在寸脉或尺脉，很少在关脉，为什么呢？因为关脉对应中焦，若中气太虚，气不聚中反向上下两端分离，则属阴阳离决的危重之象，一般只有胃气大亏之人才会出现。若左尺为独弱脉点，则患者容易表现为腰骶酸痛、八髎区寒凉。若右尺为独弱脉点，则患者容易表现为易腹泻、腹部偏凉。若左寸为独弱脉点，则对应的症状较多，有的表现为后颈部酸痛、恶风，手部偏凉；有的表现为头昏沉、恐高、恶风畏寒；有的表现为心慌、胸闷，劳累后心前区不适；有的表现为背心部冷；还有的表现为性欲冷淡，甚至为抑郁状态……具体表现为哪一类症状与患者的年龄及体质有关。若右寸为独弱脉点，则患者常表现为气短、胸闷、善太息等。所以我们在以脉测症时要打开思路，尽量分析得全面一些，也不要过于绝对。

五、辨邪气

辨邪气，是指诊察有无相应邪气的脉象，进而推理相关症状。若肤黏，脉体粗大，按之濡滑，乃痰湿之象，其人多大便黏滞、身体困重、乏力嗜睡等。若左寸浮取不足，右关及关下郁大，为肠积之象，其人大便色深、不规律，肩胛区不适，易胃胀、心前区不适等。若脉滑数略躁，为内热之象，其人多怕热、喜饮冷等。若脉偏弦紧，为寒凝内结之象，其人多痛证、喜温而恶寒。若整体脉弦，左关郁大，为气滞之象，其人多情志不畅、善太息、胸胁苦满等。若脉偏滞涩，为血瘀之象，其人多固定刺痛、下肢皮肤干燥，女子则经色暗、有血块。

六、色脉合参

诊法合参是一个重要的诊断学原则，尤其是望色与切脉结合对于诊断疾病很有帮助。例如，望诊见面黄少泽、嘴唇色淡，诊脉见右关濡缓、不耐重按，色脉合参可诊为脾气虚证，其人必纳少、便溏、易腹胀。又如，望诊见山根部有横纹、耳垂处有褶皱，诊脉见左寸沉涩无力，色脉合参可诊为心脉痹阻证，其人必有心脏不适等表现。

关于以脉测症，我们可以基于以上六步有序地分析推理，再经过不断地临床实践，就可以具备"患者不开口，便知病情八九分"的能力。

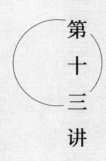

第十三讲

凭脉推测心理状态

通过反复地临床实践，我们发现，某些脉象与心理状态和性格存在一定的相关性。例如，甲字脉势的人，性格多急躁；申字脉势的人，性格多纠结；由字脉势的人，性格多沉闷；左申右甲脉势的人，性格多优柔寡断且烦躁……通过脉象来推测一个人的内心世界，属于理脉的特殊类型，即心理脉法。心理脉法是一个庞大的体系，我们也只有一些粗浅的体会，下面分享给大家。

一、脉势是一种象

甲、由、申、凹、凸，五种基础脉势是一种象，它与望诊在某种层面上是相通的。面部的上庭区，即鼻根以上的区域，主要是额头及其两侧部位，对应上焦寸脉；面部的中庭区，即鼻根至人中之间的区域，主要是鼻和两颧部位，对应中焦关脉；面部的下庭区，即人中至下颏之间的区域，主要是下颌和两颊部位，对应下焦尺脉。有的人头部两侧太阳穴处有明显的凹陷，下颌较宽，属于由字面相，亦如由字脉势；有的人是"瓜子脸"，下颌偏尖，属于甲字面相，亦如甲字脉势；还有的人，两侧颧骨比较突出，属于申字面相，亦如申字脉势。

人的面相是会发生变化的，即所谓"相由心生"。如果大家愿意去修心，那么面相也发生变化。针刺和用药或许可以影响一时，让我们的身体暂时变得舒适，但无法从根本上逆转脉势。例如，双甲脉势的人，如果心不定、大脑不清净，即使服用再多药物，也只能暂时缓解，最终还是甲字脉势。服药可以治病，但不能改变我们的性格。性格决定命运，只有福慧双修，即存好心、说好话、做好事，内在的能量越来越足，处事的态度慢慢转变，命运也就悄然改变了。

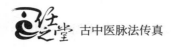

二、脉势是体内气分布的体现

我们通过切脉可以判断患者体内气的状态，通过气的状态又可以推测其心理状态。甲字脉势，上大下小，下焦肾水不足而火旺，火旺则烦躁易怒。由字脉势，上小下大，气升不及而沉降太过，沉降则倦怠懒言。如果夫妻双方都是甲字脉势，很可能经常吵架，家庭不和睦。如果夫妻双方都是由字脉势，都不爱说话，生活就会很沉闷、缺乏乐趣。如果夫妻一方是甲字脉势，另一方是由字脉势，一动一静，生活才和谐。所以阴阳搭配，五行互补，才能平衡。

申字脉势，提示气郁中焦，气上不去也下不来。这样脉势的人性格优柔寡断，做事情爱纠结，喜欢左思右想，往往很难决断。在中医理论中，胆主决断。凡是左手脉为申字脉的人，往往胆气不畅，胆的功能失调；如果同时他的右手也是申字脉势，那么很可能其胆囊有器质性病变，如胆囊炎、胆石症等。胆囊位于右胁肋部，而左关脉对应肝胆之气，一个主体，一个主用。如果两手都是申字脉势，双关郁大，则提示胆囊的体、用都出现了问题。申字脉势的人考虑问题全面、细致，但决断力不足，做事情常常踌躇不前。甲字脉势的人，能量偏外放，性格外向，富有感染力，做事有冲劲，但是外强内虚，内在能量不足，缺乏耐力。因此，申字脉势的人适合与甲字脉势的人搭档。

三、情绪影响气机进而改变脉象

怒则气上。很多性情急躁的人，右手常常是甲字脉势，气向上升，肺部有热。肺藏魄，当肺有热时魄力有余，而魄力有余便是鲁莽。由字脉势的人，沉稳内敛，魄力稍显不足。假如他们服用升气之品，肺气一升，魄力就增加了，就敢于决策了。倘若是甲字脉势的人服用这类药物，其气上升太过，就容易发生脑血管意外，一定要注意。右手脉是甲字脉势的女性，因为火气长期浮在上焦，很容易患甲状腺结节、乳腺增生等疾病，所以平时要注意调节情绪。

喜则气缓。如果一个人每天笑得很多、笑得太过，他的脉象就会变得松弛、涣散。脉需要一定的约束力，不能太紧张，也不能太松弛。如果我们长期处于紧张状态，就需要看一些娱乐节目放松，笑一笑，缓解一下，但是不能过度，因为脉缓太过，血管的弹性就差了，血压就会降低，容易导致脑缺血，甚至晕厥。

思则气结。肝主谋虑，谋虑太过则伤肝。一个人如果长期思虑、郁结太过就会影响肝的疏泄功能，其脉多呈弦象。弦有绷紧不舒之意，即指脉之约束太过。

悲则气消。肺主气，过悲则伤肺。肺开阖无力，宣发肃降失调，因而无法正常吸入清气，导致肺气不足。悲的情绪使人意志消沉，让人缺乏斗志；若过度悲伤，肺开阖不利，出气不畅，也可能导致晕厥。

恐则气下。恐惧的时候，气向下走，就形成了由字脉势。很多由字脉势的人，可能是小时候家里管得比较严，一直处于担忧、恐惧的状态下，以至于长大之后气也不容易升起来。因此，对于孩子的教育，一定要扬善养正，多鼓励，多引导，少批评。温暖宽松的家庭环境，更有利于孩子的健康成长。

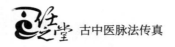

四、用以情胜情法治疗情志问题

对于长期思虑过度的人，应该让他经常笑一笑，这样有利于郁结之气的疏通。很多癌症患者，总是担心病情，气机郁结很严重，加上一直处于恐惧的情绪中，气又向下坠。针对这种情况，我们可以用以情胜情法，尽量让他们多笑一笑，少思少虑，尽量内化掉不良情绪对身体的影响。现代社会，大家的家庭和工作压力比较大，气血流通不畅，脉象偏涩。因此就需要好好地放松一下，大家可以选择喝茶、冥想，或是采用音乐疗法，如接受钵音、磬音等高频音调的刺激。注意，放松不是放纵，一定要把握度，以免适得其反。

由字脉势的人，头部阳气不足，容易头晕，可以适当让他发一下脾气，怒则气上，一发怒阳气就升上去了。甲字脉势的人，气向上浮，容易上火，比较冲动，可以适当震慑他一下，恐则气下，一害怕气就向下走了。

五、万物一体，内外结合

万物一体，就是说我们的气与形，以及外在的一切都是一个整体，因此可以通过切脉来判断体内气的状态，进而由气推断其周边的状态。通过分析这些状态就能了解一个人的意识，因为一切状态都是由意识操控的。我们可以先不切脉，而是去观察这个人周围的能量状态，如衣着打扮、个人喜恶、处事风格等，并据此推测其脉象和心理状态。因为体内的气和周围的能量是一体的，只是存在的形式不同，它们背后的主宰都是意识。例如，甲字脉势的人，能量是外放的，他们会尽量展现自己美丽的一面，所以喜欢打扮、爱戴首饰。由字脉势的人，能量是内收的，他们就不太注重打扮，穿着比较朴素。申字脉势的人比较忸怩，喜欢打扮又不想张扬，摇摆不定，内外不协调。

脉象能够反映气的多少和分布状态，而气的分布状态与心神有关，因此可以借助脉象来探究气机、推测心理状态，以进一步了解患者的习惯和秉性。脉象无好坏，无善恶，因此可以通过脉象来探寻影响气机的深层原因，也就是出现双甲脉势、双由脉势、双申脉势、左甲右申脉势的原因。

一旦唤醒，不再执着，元神当家，六脉平和。

《般若波罗蜜多心经》中载："照见五蕴皆空，度一切苦厄。"能照见五蕴皆空，一定是六脉平和，做到这一点，百病自然消除。

"凡所有相，皆为虚妄"。外相也是虚妄，愿大家解开甲、由、申、凸、凹这些脉势的枷锁，早日破幻见真，明心见性，达到六脉平和。

凭脉处方之法

一、调脉的总体原则

前面我们提到的甲、由、申、凸、凹五种脉势，它们反映的是体内气机异常的状态，那么正常的脉象是怎样的呢？正常的脉象不浮不沉，不长不短，不粗不细，不快不慢，从容和缓有力，有胃气，有神，有根。

无论是甲字脉势、申字脉势、由字脉势，还是凸字脉势、凹字脉势，都不是平脉。甲字脉势代表能量上大下小，不均衡；由字脉势代表能量上小下大，也不均衡；申字脉势代表能量郁在中焦，上下偏少，也不均衡；凸字脉势代表能量浮在体表，内在空虚，也不均衡；凹字脉势代表能量沉在里面，外在空虚，亦不均衡。

如果患者是甲字脉势，上大下小，就要调到上下一致；如果患者是由字脉势，上小下大，就要让气向上升，也是调到上下一致；如果患者是申字脉势，就要将中间的能量向两侧分，也是促进平衡；如果患者的脉太粗，就想办法变细一点；如果患者的脉太细，就尽量让它变粗一些；如果患者的脉太快，让它变慢一点；如果患者的脉太慢，就让它变快一点；如果患者的脉太有力，就把它调得弱一点；如果患者的脉没有力，就把它调得有力一些，这就是我们调脉时"以平为期"的思路。在有力和无力之间求中道，在粗和细之间求中道，在长和短之间求中道，在快和慢之间求中道，在上和下之间求中道，在左和右之间求中道……一切以求中道为目标。

二、常见脉势格局分析

现代人大多用脑过度，想得太多，气向上升，能量向上汇聚，日积月累就会形成上大下小的气机格局，类似巽卦，气向上冲，易形成风，这种脉势十分常见。双申的脉势格局也很常见，现代人竞争激烈，纠结的事情很多，过思则气结，中焦肝、胆、脾、胃之气郁滞，脉中间大而两头小，类似坎卦。坎为险阻，闭塞不通也。现代人由于生活方式的改变，普遍久坐少动，日久则气郁下焦，升不起来，慢慢就形成了双由脉势。此外，左申右甲的脉势格局也比较常见，左申代表左路升不上去，右甲代表右路降不下来，当升不升，当降不降，气机郁滞则浑身难受。双甲、双申、双由、左申右甲，这四种脉势格局基本涵盖了临床 90% 以上的病症，所以下文以这四种情况为代表来一一诠释凭脉用方之道。

三、常见脉势调理的代表方

1.甲字脉势调理的代表方

（1）黄连阿胶汤

如果患者为典型的双甲脉势，脉象整体细数而左尺不及，应该怎样治疗呢？脉细代表血管内的阴性物质不足，脉数反映有热，左尺不及提示肾水匮乏，双甲脉势提示气浮于上。综合分析，该患者属于阴虚火旺，虚火上浮。此种脉象之人主要表现为心烦失眠、口舌生疮，治疗时既要清上焦的热，又要滋下焦的阴。清上焦热用黄芩、黄连，其中黄连清心火、黄芩清肺热。如果大便干，改黄芩为条芩；如果大便不干，一般选用枯芩。枯芩枯而中空，似肺之象，偏于走肺；条芩是嫩黄芩，既清肺热又清大肠之热。

为什么黄连、黄芩能清上焦热呢？因为这两味药都是苦寒之品，苦能降气，寒能清热。苦寒的药能将上焦的热气降伏，就像空中的云朵遇到冷空气之后会形成雨水降下来一样。若上焦热重，头部压力大，容易发生脑血管意外时，我们可以用苦寒直折的三黄泻心汤急救，其对热性的脑出血效果很好，这也是苦寒药的妙用。

下焦阴虚，可选用阿胶和鸡子黄来滋阴。阿胶由驴皮熬制而成，肺在体合皮，故阿胶能促进金生水，将右寸肺金的能量向左尺肾阴调动，既养肺阴又滋肾水。鸡子黄即鸡蛋黄，其位于鸡蛋的中央，外为阳，内为阴，故蛋白属阳，蛋黄属阴，鸡子黄可引阳入阴。白芍乃酸敛之品，能够把肺部的能量通过三焦水道调到肝、肾。小肠外面包绕的肠系膜属于三焦。我们吃的食物在胃内消化，在肠道吸收，然后通过小肠到达肠外的三焦网膜向肝汇集，最终进入肝脏。白芍可以通三焦、利小便、治腹痛、柔肝养肝，促进肺的能量向肝转化，也就是金木交换。当肺脉太亢而左关脉细，表示肝之阴分不足，这时就需要将肺金的能量向肝木转化，首选药物就是白芍。

道家用药有两大法则：一是金木交换；二是水火既济。心肾相交、水火既济，这个法则我们很熟悉，但对于金木交换则接触很少。其实，金木交换针对的是肺和肝的问题——肝气不升，肺气不降。白芍的核心作用就是促进金木交换。

以上五味药相伍，则上焦之热得清，下焦阴分得养。黄连阿胶汤又名朱雀汤，尤其适用于用脑过度和经常熬夜之阴虚火旺者。

（2）济生肾气丸

如果患者是双甲脉势，但整体脉象并不细数，而是迟而无力，此时就不适合用黄连阿胶汤了。脉迟是指脉搏跳动缓慢，提示体内有寒；无力提示阳气不足。具有上述脉象的人一般手脚冰凉、小便清长、夜尿频，女性则容易痛经。此类患者的治疗考虑扶助下焦阳气，首选桂附地黄丸。但是患者又是甲字脉势，需要将气向下敛，因此还要配伍川牛膝、车前子，这就构成了济生肾气丸。

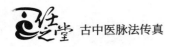

（3）八珍汤

如果是双甲脉势，但一个脉细而数，一个脉迟而无力；一个偏阴虚，一个偏阳虚；前者用黄连阿胶汤，后者用济生肾气丸。倘若还是双甲脉势，脉既细又软且无力，即为气血两亏，其人常心悸头晕、气短乏力，这时就需要用到虚性甲字脉势的第三个代表方——八珍汤。我有一个医生朋友，他在治疗一位白血病患者时就用了八珍汤，效果很好。所以我们在临床上，无论面对多么复杂的疾病，一切以脉为准，凭脉施治，心中就有底气。患者在服用八珍汤时，还需考虑其是甲字脉势，因此在补气血的同时还需要敛降，可以在方中配伍半夏、砂仁，疏通中焦。半夏引阳入阴，和降胃气；砂仁纳气归肾，将气收到右尺。如果左尺不足，还可以加点山茱萸，将气引到左尺。气血两虚，用八珍汤；脉上大下小，用半夏、砂仁、山茱萸向下收。这就是调脉，以平为期。

（4）芩连温胆汤

前面三种甲字脉势的代表方都是针对虚证而言的，或阴虚，或阳虚，或气血两虚。如果是实证，见双甲脉势，兼脉粗大、滑数有力，其人心烦失眠、打鼾、咳黄黏痰、心下痞硬，该如何治疗呢？脉粗大提示体内有形的阴分过多；兼滑象，为痰湿偏重；脉数有力，为实热之征。综合分析，该患者属于痰热内盛，气血上涌，宜用芩连温胆汤治疗。黄芩、黄连清上焦心肺之热；半夏、陈皮、茯苓、枳实、竹茹即温胆汤，可化痰湿、降胆胃之气。其中半夏降阳明，陈皮理中气，茯苓通三焦、利水湿，竹茹中空，善通中脉（冲脉）。冲为"血海"，为"十二经脉之海"。胃气一降，冲脉一降，则诸脉之气皆降。凡脉粗，有形的阴液下行，必然会经过三焦，用药则选竹茹、茯苓、陈皮之类；如果要加强药效，还可以加丝瓜络通三焦水道。枳实破气，能降至高之气。方中陈皮、枳实顺气；茯苓、半夏、竹茹化痰湿，通水道，则上焦阴分得降。如果甲字脉势上冲较甚，还可以加用龙骨、牡蛎。牡蛎走左尺，能将气引到水里；龙骨走右尺，能将气引到土里。

（5）龙胆泻肝汤

如果患者是双甲脉势，脉象粗大、滑数有力，但有明显的弦象，且左甲更加明显、左关下较粗，提示其除了上焦有痰热，还存在肝胆湿热下注的病机，其人必小便黄、头痛目赤、急躁易怒，男子则阴囊潮湿，女子则带下黄稠。其治疗可考虑用龙胆泻肝汤。方中龙胆降胆火；柴胡透肝热；黄芩、栀子清三焦热；车前子、泽泻、木通利水湿，通三焦，导热从小便而出；生地黄、当归养肝之阴分，防止湿热伤阴。

（6）天麻钩藤饮

如果患者左手甲字脉势明显，右手脉相对平和，且脉浮弦硬、不柔和，提示其是典型的阳亢化风证，其人易眩晕、耳鸣，伴腰腿酸软，治宜选用天麻钩藤饮。方中天麻、钩藤为君药，平肝息风；辅以石决明重镇潜阳，此三药可平上亢之肝阳；佐以川牛膝，促进右路之气下行；茯神镇心安神；杜仲、桑寄生补肝肾以固下虚之本。

（7）三仁汤

如果患者右手甲字脉势明显，左手脉粗大、濡软，则提示其三焦水道不畅，其人舌苔白腻而厚、胸闷、脘腹胀满、纳食不佳，治宜选用三仁汤。方中杏仁宣上，白豆蔻畅中，薏苡仁渗下，此三药可通上、中、下三焦水道；通草、滑石粉通三焦水道，促进水湿排泄。半夏降胃气，引阳入阴；厚朴下气宽肠，此两味可除脘腹胀满，同时畅通胃肠谷道，也有助于通三焦水道。

2.申字脉势调理的代表方

（1）四逆散

如果患者是申字脉势，尺寸不足而关脉郁大，提示其能量郁在中焦；如果患者脉象偏弦，沉取尚有力，舌质偏红、上有裂纹，手脚冰凉，则属于典型的阳郁，气不达四末，治疗首选四逆散。方中柴胡解左关郁滞，促进左路气机升发；枳实解右关郁滞，促进右路气机敛降；芍药能疏通上、中、下三焦，兼柔肝缓急；甘草调中。

（2）逍遥散

如果患者是双申脉脉势，脉偏细而乏力，同时左关强于右关，提示其为肝郁脾虚证，治宜选用逍遥散。左关应肝，右关应脾，左关强于右关，提示肝的能量郁积较多，同时脾又相对偏虚。肝随脾升，胆随胃降。肝气升需要脾提供能量。因此在临床上，肝病患者一般都有脾虚的基础，只是脾虚的程度因人而异。脾向肝提供能量，这从解剖学的角度来看也是很好理解的。饮食物在小肠经充分吸收后，其中的营养物质通过小肠外的三焦网膜向肝脏转运，这个转运过程主要与脾的运化有关。脾虚之人腹部胀满，往往是因为能量无法从肠系膜转运到肝，日久就会导致肝体失养而肝气郁滞。这时肝处于一种疏泄不及的状态，其人常闷闷不乐，所以凡是肝郁之人都有脾虚的基础。现代人大多思虑过度，而忧思伤脾，因而脾虚肝郁的情况比比皆是，此时用逍遥散为基础方来补脾疏肝较为适宜。

不要小看逍遥散，它可以治疗很多疾病。脾土得到培补，肝的疏泄才有力量，整个左路就循环起来了。无论是头部阳气不足之头晕、头痛、鼻塞，还是气虚下陷之疝气，都可以用逍遥散加减治疗。肝的升发之性，除了需要脾土的扶持外，还需要肾阳的温煦。所以，有时单纯依靠逍遥散中的白术、茯苓、甘草来培补脾土是不够的；若脾肾阳虚，水寒土湿木郁，还需要在逍遥散的基础上加附子、肉桂、干姜以暖水补土。

（3）保和丸

如果患者还是双申脉势，但右关大于左关，唇色红而口气重，提示其有食积。现代人大多吃得过饱，右关脉有粗、大、滑之象，属于典型的积滞证。肝脾是互相帮助的，就像植物一样，肥沃的土壤可以让植物长得更加茂盛，植物的根系向下扎能够疏松土壤，让土气流通。中焦脾胃运化食物，需要肝的疏泄功能辅助。肝之疏泄，可以促进胆汁分泌以帮助食物消化。中焦郁滞，肝欲扶脾而无力，就需要用保和丸。保和丸消食化积，和降胃气，而气机前降有利于带动后升。

例如，当一个人食积时，胃胀得很严重就会郁郁寡欢，呈现肝郁之象，这是什么原因呢？因为胃气郁滞，前不降则后不升，这时可能一排气，腹气一通就舒服了。所以，切脉时看似都是双申脉格局，但是将左右脉的大小对比一下，就会发现差异，由此提示病机不同，治疗的方剂也就不同。

3.由字脉势调理的代表方

（1）补中益气汤

若六脉沉取软弱无力，尤其两寸脉下陷，则属于脾虚下陷证，其人多头晕乏力，血压偏低，时有脏器下垂，如胃下垂、子宫脱垂、肛门脱垂等，治宜选用补中益气汤。方中人参、白术、甘草补益脾气，升麻、柴胡提升阳气，诸药共同治疗脾虚下陷。

（2）完带汤

如果患者是双由脉势，但左关偏郁，右关不足，脉体偏粗，带下色白量多，大便偏稀，提示其为肝郁脾虚证兼下焦湿重，治宜选用完带汤。

下焦湿重，女性则白带量多，男性则小便不畅，二者均可用完带汤治疗。因该方是针对病机而设，病机相同，异病亦可同治。

（3）当归拈痛汤

如果患者是双由脉势，脉体偏粗，关尺脉皆数而有力，下肢沉重、关节痛，小便黄，提示其为下焦湿阻，阳郁化热，治宜选用当归拈痛汤。该方治疗下焦湿热之痹证效果非常好，尤其适用于痛风发作期的患者。

（4）荆防败毒散

如果患者的主要问题是长期便溏，也是双由脉势，关尺脉偏濡软大，此时用补中益气汤或完带汤治疗则效果不理想，可考虑用荆防败毒散。长期腹泻的患者，清气陷于下，治宜增强其升阳举陷之力。荆防败毒散中有荆芥、防风、羌活、柴胡、川芎、独活六味风药，均能升阳，其中羌活、荆芥、防风从背部升，柴胡从两胁部升，川芎从下焦一直升到头部，独活从肠道向上升。六药相合，共同促进气机整体上升，肝脾之气自然得以升发。荆防败毒散的升举之力很强，升阳止泻效果也很好，除了能治疗慢性腹泻，还可以治疗很多疾病，如心阳气不足之胸闷气短、头部阳气不足之头部昏沉、鼻部阳气不足之反复鼻塞……凡与阳气不升有关的病症，用其治疗均有效。

4.左申右甲脉势调理的代表方

（1）小柴胡汤

在临床上，除了双甲、双申、双由脉势组合外，左申右甲的脉势格局也比较常见。气机左升右降、后升前降，前后左右是协同运动的。胸部之气下行，背部之气上行。女性以胸部气降为主，前降带动后升；男性以背部气升为主，后升带动前降。临床上经常会遇到后面升不上去，前面降不下来的格局，即左手申字脉势，右手甲字脉势。前降以胆胃为主，后升以肝脾为主。这种左申右甲格局的人，若脉偏弦，则易出现口苦、咽干、目眩、寒热往来、胸胁苦满、默默不欲饮食等症。这些症状都与肝胃不和、肺气不降有关，治疗首选小柴胡汤。方中柴胡疏肝，促进背部气机上升；黄芩清降肺热，半夏降阳明胃气，肺胃之气得降则前降顺畅；党参、甘草、大枣补益脾气，扶脾可以促进肝气升发。全方疏肝和胃、补益脾气，能恢复气机的后升前降和左升右降，诚乃斡旋气机、和解百病之良方。

小儿肝常有余，脾常不足，又经常食积，因此服用小柴胡汤尤为适宜。小儿感冒咳嗽、发热时可以服用小柴胡颗粒；如果服用汤剂，宜将方中的人参换成黄芪，因为黄芪能治小儿百病，既能扶脾又能补肝气。很多小儿的背部容易出汗，经常感冒，与其背部阳气不足有关，这时就适宜加用黄芪。小儿的常见疾病一般都可以用小柴胡汤加减治疗，如发热就配伍三根汤；咳嗽就加用凤凰衣、木贼草、桔梗、枳壳；食积就加大黄、焦山楂、焦神曲、焦麦芽。

（2）半夏厚朴汤

如果患者是左申右甲脉势，但以右路郁滞为重，右寸关脉郁大，咽部异物感明显，按压心下区有明显的气上冲咽感，这时就需要加用半夏厚朴汤。半夏厚朴汤单用治疗梅核气效果不佳，配伍小柴胡汤则疗效倍增；如果有脾寒，再稍微加点干姜扶助脾阳。

（3）瓜蒌薤白白酒汤

如果患者还是左申右甲脉势，但以左路不升为主，左寸脉很弱，心悸气短，胸闷，嘴唇紫暗，这时就要用瓜蒌薤白白酒汤。方中桂枝扶心阳，薤白通心阳，瓜蒌化胸中痰浊，半夏、枳实消痞降浊。如果心阳偏虚，左寸迟而无力，可以加用红参培补元气。红参、桂枝、薤白扶助正气，可解决左寸不足和左路不升的问题；瓜蒌、枳实、半夏化浊降气，可解决右路不降的问题。一边扶正一边祛邪，左右脉就平衡了，就达到了平的状态。

（4）金水六君煎

如果患者仍是左申右甲脉势，但脉偏细，左尺明显不足，腰酸腿软，眼睛干涩，这时就要用金水六君煎。方中熟地黄、当归滋阴养血，补左尺之不足；半夏、陈皮、茯苓降胃气，促进右路敛降，畅通金生水之路。熬夜、用眼过度，或长期右路不降导致的肝肾亏虚患者，可以选用金水六君煎治疗。如果患者是左申右甲脉势，脉偏细，左尺明显不足，咽喉疼痛，则改用引火汤更为适宜。方中麦冬润肺降气，五味子敛降肺气，茯苓畅中，熟地黄、巴戟天补肾阴、肾阳。

总之，对于初学脉诊者，可以针对常见的脉势格局先确定一些代表方，再以此为基础加减药物，就可以解决一些临床常见疾病了。如果我们对病机的把握更精准了，对方药的走势领悟也更深刻了，就可以随症加减、灵活变化了。

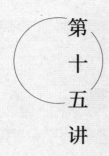

第
十
五
讲

凭脉用药之法

一、左手脉用药法

1.左尺脉用药法

青龙门的升发之性依靠尺脉的支持。尺为根，关为苗。肾为肝之母脏，肝为肾的子脏，二者是"母子关系"。在肾阴、肾阳共同作用下产生的元气，才是推动生命活动的原动力。如果肾阳虚衰，下焦气化不及，元气不足，就无法推动气向上升发。有的患者肝气郁滞，服用逍遥丸、六味地黄丸效果不理想，可能就是忽略了肾阳对肝阳的影响。肝主升发，主疏泄，其升发之气的活力根源在肾阳。

肝阴来自肾阴，肝阳来自肾阳。如果土地的温度低，地气就无法升起来，种子也就不能发芽。肾阳就像土地的温度，它对植物的生根发芽至关重要。临床常用的补肾阳的药物如肉桂，其性温而味辛甘，可补命门之火，凡是四肢、腰腹寒凉者都可以使用。

右尺对应肾阳，凡右尺脉沉，无论沉弱还是沉实有力都可以用肉桂、附子。沉弱提示阳虚，沉实有力提示阴实。左尺属水为阴，左尺偏沉一般属于正常脉象；右尺属火为阳，右尺偏浮也属于正常脉象。如果左尺沉弱空虚则为肾阴不足，就可以用熟地黄培补肾阴。熟地黄与肉桂配伍，一阴一阳，就可以解决下焦气化的问题。如果脉象整体细软偏涩，同时双尺沉弱空虚，则提示精血亏虚，宜用补精之品，如桑椹、女贞子、菟丝子、覆盆子、枸杞子等种子药。

"冬不藏精，春必病温。"因此冬至前后要着重补精，补足肾精方可转化为肾阴和肾阳。肾藏精，主骨生髓。骨髓和脑髓中所藏之精皆属于肾精。若肾精不足，则脑髓空虚。很多老年人出现脑萎缩、记忆力减退，就是典型的肾精不足、精亏之象。有些人经常熬夜，睡眠不足，过度消耗脑髓，导致精亏，而精亏就会出现反应迟钝。此时就要用熟地黄和肉桂，补水与补火共进，水火炼化，转化为精；或者直接用菟丝子、枸杞子、覆盆子等补精之品。因为种子类药本身带有升发之气，能补木气。补肾精的药可以产生升发之气，所以能助肝气。抑郁症患者，在疏肝的同时还要注意培补肾阴和肾阳，或者加一些补肾精的药。

左尺脉偏粗，提示阴邪重，患者表现为小便黄、下肢沉重、易疲劳等。下焦湿气重也会影响肝气升发。肝木需要肾水的滋养，但如果水液泛滥也是不行的。干旱和洪涝都不利于植物生长。若切脉发现患者的尺脉很粗，就说明他体内的浊水重，要用利水的药，如泽泻、车前子、黑豆等。黑豆既利水湿又能补肾，利水而不伤肾，且药性平和，可谓除左路湿邪之佳品。一般情况下，除左路的湿邪用黑色的利水药，如黑豆、车前子等；除右路的湿邪用白色的利水药，如茯苓、通草、滑石粉、薏苡仁等。至于益母草，因其开花为紫红色，走血分，能活血利水，所以它偏于除左路湿邪。

左路要想升发好就必须给它足够的条件，如肝木升、肾水足，还要脾土暖。只有地气升起来了，土壤疏松，温度、湿度适宜，植物才能长得茂盛。所以肝木要想长得好，肾阴、肾阳和脾土都要适宜，缺一不可。

脾喜燥而恶湿。我们要抓住它的这一特性，当右关濡软时，提示有脾湿，宜用白术、茯苓等健脾祛湿；如果濡软之中有弦紧之象，且舌苔白，提示有脾寒，就需要加干姜。当右尺沉紧时，提示肾阳虚，而有肾阳虚就一定有脾阳虚，此时宜附子、干姜同用。

2.左关脉用药法

调好了肾阴、肾阳和脾土，肝就有了能量来源，这时我们就可以重点调左关青龙门了。肝体阴而用阳，具体治疗时要养其真、顺其性、祛其邪。养其真，是针对肝"体"而言的，常用当归、白芍等养血柔肝。当归是直接养肝血，白芍则是促进金木交换。当左关脉细时，要着重养肝之体，肝体得养后，就要顺其性来升发肝气了。升发肝气一般选用辛味药，辛者散也，如柴胡、茵陈、薄荷、玫瑰花、川芎、细辛、荆芥、防风等都可以疏肝。辛味药又分为辛凉和辛温两大类。如果脾肾阳虚，导致肝有寒，升不上去，就要用一些辛温的药，如麻黄、荆芥、川芎等；如果长期肝郁，气郁化火，左关见郁亢之象，用辛凉的药更为合适，如柴胡、薄荷、桑叶、菊花等；如果左关郁滞或有颗粒感，患者又有胆石症、脂肪肝、肝硬化等肝胆器质性病变，就需要配伍活血消癥的药，如三棱、莪术、穿破石等。

小儿脏气轻灵，可以直接调气，常用药如荆芥、薄荷、柴胡、防风等；中年人肝郁，多兼脾肾阳虚，肝有寒，一般用辛温的药来疏肝；至于老年人，肝郁日久，气病及血，多为气滞血瘀，就要配用三棱、莪术等活血化瘀药。如果一个人肾水相对不足，又个性很强，肝气升发太过，出现了左手甲字脉势，就需要向下收，可以选择平肝潜阳的药，如钩藤、天麻、决明子、夏枯草等。

肝之浊气，主要通过胆和肠向下排。肝胆互为表里，五脏藏而不泻，六腑泻而不藏，所以六腑可以帮助五脏排泄浊毒。疏肝利胆法，即通过利胆将肝脏的浊气排出去，常用药物如龙胆、夏枯草、虎杖等苦降之品。

总之，左关脉细涩者，用当归、白芍养肝之体，使细脉变粗；左关脉粗大者，为浊气偏重，用龙胆、决明子，甚至大黄等推陈出新，使粗脉变细；左关脉不升，可用荆芥、防风、薄荷、川芎等促进气向上升；左关脉升得太过，就用钩藤、天麻等促进气向下降。

3.左寸脉用药法

气从尺部升到关部，又从关部升到寸部，寸部对应心，心属火，心火来源于小肠。左寸脉浮取应小肠，沉取应心；浮取为阳，沉取为阴。小肠和心，一阴一阳，阴阳和合，有助于中气循环。若左寸脉浮取不足，小肠缺乏火力，则心脉必然不足。

小肠的热量来源于下焦，下焦腹部的能量与脾、肾有关。所以，若脾肾阳虚则小肠寒，小肠一寒，心气就不足，左寸脉就沉而无力。这时要考虑用附子、肉桂等，上病从下治。若心脉浮取偏亢，说明心火亢盛，此时一方面要养心阴，用酸枣仁、丹参、生地黄等；另一方面还要看小肠是否有郁热。若同时见右手脉关尺间粗大，且小便黄，就提示小肠郁热，宜加木通、竹叶、灯心草等清热利尿。

心属火，像太阳一样光芒万丈，照亮四方。心主血脉，所以心脏的能量主要借助有形的循环系统向四周辐射。当某处动脉血管发生堵塞时，心脏向外泵血受阻，收缩压力变大，日久心脏就会代偿性肥大。所以在治疗心脏病的时候要顺其性，适当配伍活血化瘀药，如红花、丹参、乳香、没药等调畅血脉，帮助心脏把热量释放出去。

银杏叶的形状像心脏的瓣膜，其对心脏瓣膜病有一定帮助，如治疗二尖瓣关闭不全、瓣膜赘生物等。如果四肢末梢发凉、麻木，提示血液循环不良，要从心脏入手治疗。但是进一步思考，心脏为什么不好呢？心的阴分源于肝，木生火也；肝的阴分源于肾阴，水生木也。心的阳气源于小肠，小肠的阳气源于肾阳。所以，心脏好不好，从根本上来说与肾阴、肾阳有关；从中间环节来说，与肝、脾和小肠有关。心一开一阖，升发的时候热量借助动脉系统布散出去；阖降的时候，借助肝的升发之力促进静脉血回流。中西医学是可以相互借鉴融合的，中医讲无形的气化，西医解剖学可以为其提供物质基础，无形的功用是建立在有形的结构基础之上的。衷中参西，我们在学习中医的同时也要掌握西医的基础知识，有形的物质结构可以帮助我们更好地理解无形能量的运行方式。

如果心脉很沉，提示阳气不足，要调小肠，同时益气强心、活血脉；如果心脉很浮，提示心火偏亢，要养心阴，同时清小肠热；如果心脉搏动无力，就需要用红参来补胸中宗气；如果心脉很细，提示阴液不足，就加丹参、生地黄养阴；如果心脉偏弱，提示阳气不足，就配伍肉桂、桂枝，用桂枝扶心阳、肉桂补命门火；如果心脉又细又弱，就要阴阳并补，用生地黄配桂枝。心属于离卦，内阴外阳，所以心病用药常阴阳搭配。

当心脏的活力恢复了，心气就能布于体表了，一方面脉内营气布散，可以濡养周身；另一方面脉外剽悍之气布于体表，就形成了护卫肌表的卫气。卫气布于表与肺的宣发有关，更与心气的布散有关。心居上焦，如果心火不足，就无法把热量布散到胸腔，就会导致肺寒咳喘，即西医学的心源性哮喘。有的患者一遇到冷水或冷风就会发作咳喘，他的心脉一定很弱，就需要用强心的药，如红参、桂枝、丹参、石菖蒲等。此外，临床上还有一种肺源性心脏病，其病机是痰湿阻肺，肺部瘀滞的阴邪过多，心将阳气布散到胸中的通路受阻，因而心脏受累，日久就会代偿性肥大，导致心力衰竭。这种情况下，患者的脉象很有特点，常表现为右寸肺脉滑大亢盛而左寸心脉偏弱，呈现典型的火不克金而反受其侮之象。心肺二脏，同居上焦，常相互影响，肺病及心，心病及肺，相克相生。

二、右手脉用药法

1.右寸脉用药法

左手脉主开，右手脉主阖。阖的源头在右寸肺脉，肺主宣发和肃降。肺主皮毛，肺气宣发，毛孔打开，卫气就能通过毛孔布于体表；如果毛孔闭塞，心气推动受阻，热闭于内，就会烦躁。临床上，有的人受寒后毛孔闭塞，很少出汗，手脚冰冷，烦躁怕热，就属于典型的寒在表而热在里，即凉在皮肤而热在腠理。此时，只要洗个热水澡，微微出汗，使内外气机通达，人就舒服了。肺气的宣发和心气的布散是相辅相成的，离开了肺的宣发心气很难布于体表。毛孔之门本该正常开阖，但是现代人大多气机郁滞，肺气无法正常敛降，就会烦躁怕热，这时可以用黄芩来清肺热，用枇杷叶来降肺气；如果热浮于上而伤阴，就加用麦冬来润降肺气。

肺气下行要通过哪些环节？肺为水之上源，膀胱为水之下口，中间会通过三焦水道。如果肺气阖不下去，郁在上焦，则上焦郁热。当肺有郁热时，通行三焦之水液亦热，就会小便黄。注意，此时的小便黄并非下焦有热，而是上焦肺热和三焦水道有热。我曾经治疗过一位患者，其小便频急涩痛8年余，来诊时右手甲字脉势，右寸偏亢。我认为其病因在肺，小便频急乃由肺热引起，故而处方中用了三味药：白茅根15克，丝瓜络15克，小茴香15克。其中白茅根清上焦肺热，丝瓜络通三焦水道，小茴香加强下焦气化。患者服用3剂药后反馈效果很好。

温度决定开阖，肺气下降与温度有关，因此上焦的肺气敛降需要低温来促进其由阳向阴转化。桑叶、芦根、黄芩、知母、麦冬等凉润之品都可以促进肺气向下敛降。夏季天气炎热，自然之气入肺则肺部温度高，肺气不容易敛降，心胸热躁。此时，如果到空调房中呼吸一些冷气，肺气很快顺降，人就舒服了。如果温度适宜，但肺气仍然阖不下去，就要考虑是否有中间通路堵塞的问题。如果三焦水道不通，就可以加用丝瓜络、通草、白芍等来疏通三焦。

肺主气有两层含义：一是主呼吸之气；二是主一身之气。肺主一身之气很重要，它是指肺的开阖能影响体内气机的整体运行。当肺开阖无力时，体内气的运行也不通畅。肺的翕动和心的搏动，都与胸中宗气有关。当宗气不足时，肺则开阖无力，心则搏动无力。道家有武火和文火的说法，而武火和文火都与呼吸有关，因肺之呼吸能促进一气周流。例如，人在生气时会感觉肝胃胀痛、浑身难受，此时如果做一次深呼吸，让肺经过大开大阖，气就会顺畅一些，人也会舒服一些。

现在很多人右手是甲字脉势，肺脉亢盛，气阖不回来。若气不能阖，就不能由阳向阴转化，从而导致下焦肾阴不足。明白了这个原理，就知道为什么白芍、枇杷叶、半夏也可以补肾了。凡是能促进肺气下降的都能补肾阴，因为上焦肺气降到下焦就转化成了肾阴。调节肺的开阖，有一个特别经典的药对——麻黄配杏仁。其中麻黄辛温，能促进肝气升发，促进心气布于体表，使心率加快；还能宣发肺气，打开毛孔。杏仁苦温，能肃降肺气，让肺气通过三焦阖降到肾。

2.右关脉用药法

肺气向下敛降，除了走三焦水道，还与阳明胃肠的通降作用有关。当右关郁大，胃失通降时，肺气下降必然受阻，这时可用半夏、代赭石等和降胃气。如果胃里面有积食，右关脉滑大，其人口臭、食欲不振，可用焦五仙（焦三仙加炒陈皮、炒砂仁）来消食化积；若积滞日久，还可以配伍调胃承气汤。如果胃肠通畅，纳食排便无碍，但总觉胃胀，右关脉濡大，则属于胃外三焦不通。若胃外三焦痰湿较重，宜用二陈汤、枳壳、木香、通草等顺气化痰，畅通三焦。胃喜湿而恶燥，当胃的阴液不足时，就会嘈杂难受，从而也影响胃气和降，这时候就需要养其真，用山药、石斛、玉竹、北沙参等养胃阴。

右关浮取候胃，沉取候脾。当右关浮取郁大有力，而沉取按之不足，就属于胃强脾弱。胃强则有邪热，宜用少许黄芩、黄连清降；脾弱则多阳虚，宜加干姜温中。这就是辛开苦降消痞满的原理。脾虚运化无力，肠外三焦对水谷精微的转运就不顺畅，从而表现为腹胀。同时，脾虚升清不利也会阻碍胃之降浊，所以此时还需要加用白术、党参等补脾健胃，和降气机。补脾之后，运化有力，肠外三焦的转运通道顺畅，为胃→肠→肠外三焦这条通道提供更多的空间，这就是补脾降气的原理。有时候脾并不虚，只是被湿气所困，此时可用苍术、藿香、白豆蔻等芳香醒脾，促进脾的运化；或者用丝瓜络、白芍等疏通肠外三焦通路。如果脾运化无力，邪气郁滞，此时右关脉就会沉郁有力，为脾有实邪，脾与小肠相别通，就可以用鸡矢藤、大黄等通肠药治疗。临床上，小剂量的白术可以促进小肠内的营养物质向肠外运输，大剂量的白术则可以加快肠蠕动而刺激排便。鸡矢藤既能健脾，又能除湿通络，治疗脾虚肠积的效果很好。如果肠道湿热，大便黏腻，用胡黄连的效果很好。此外，莲子和芡实这两味药也很有特点，它们能将气从上向下收敛，把上焦的气敛降到肾。龙骨、牡蛎也能收敛降气，其中牡蛎引气入左尺，龙骨引气入右尺。

3.右尺脉用药法

当气降到右尺后，如果右尺很沉，提示命门火衰，可用肉桂、蛇床子、补骨脂、淫羊藿、附子等把命门之火补起来。如果右尺很粗大，提示腹部湿气重，宜用祛湿药，如冬瓜子、薏苡仁、苦参等。

有一味很神奇的祛湿药——泽漆，别名五朵云。其茎中空，能通中脉；开五朵花，应中土数。所以泽漆用于疏通胃外三焦水湿郁滞的效果特别好。一些肾病患者，中土衰败，土不治水，全身高度浮肿，用大剂量的泽漆消水肿效果很好。

右路主降，人体内向下传递的系统有两个：一是三焦水道系统；二是由食管、胃、小肠、大肠组成的六腑谷道系统。只有这两套系统运行顺畅，整个右路的气机才能顺畅敛降，任何一个环节出现问题都会导致右脉不降。现代人大多不节制饮食，其三焦和六腑系统都不太通畅，所以右手甲字脉势特别常见。针对右甲脉势，我们首选的治疗药物是川牛膝。这味药既能利尿，还能引血下行，对于促进整个右路气机的通降很有帮助。

如果右手是由字脉势，升不上去，肺脉不足，就需要培土生金，可以用白术、白芷、黄芪等，或者直接用玉屏风散。白芷这味药很特殊，它的升清力量很强，能将气从会阴部一路升到额头，所以白芷既能燥湿止带又善治阳明头痛。很多中药的作用不是某一个点，而是一条路径，如白芷是从会阴部到额头，牛膝是从咽喉到膝。白芷善升，牛膝能降，这类大开大阖之品，值得我们在临床中深入体会。

左手对应督脉，右手对应任脉。左手青龙主升，右手白虎主降。所以背部督脉的升，与青龙门有关，与肾阴、肾阳、脾阳和肝的升发有关；前面任脉的降，与白虎门有关，与肺、胃、肠和三焦阖降有关。从一气到阴阳，到五脏六腑，再到某经某穴，是从高维到低维，只有贯通，才能知行合一，落实到临床。

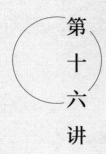

第十六讲

凭脉施针之法

用药的目的是改变气的升、降、出、入，调节气的聚、散、离、合，用针亦是如此。法有万千，理则为一。推拿、导引、刮痧、拍打等也是通过调气来治疗疾病的，只是用的方法不一样，其治病原理都是相通的。

人体一气，上可养神，下可养形。养生，如果注重形，只是练个样子，最终可能把身体练坏了；如果从神入手，虚无缥缈，没有抓手，最终不但徒劳无功，甚至还会出现精神问题。所以，从气入手是至简之法，古中医就是站在气的层面去认知天地万物和人体的。气的产生、输布、消耗、升降开阖等都与身心健康密切相关。我们用脉法来辨气机，用"阴阳九针"（具体刺法请参照《阴阳九针针法集》，中国中医药出版社，2022 年）来调气机，治病效果非常好。

一、"大陵海上明月"针法

气之根在下，气之壮在中，气之主在上。这段话就是说，气化之源在下焦，与肾阴、肾阳的共同作用有关；气的壮大在中焦，与水谷精微的充养有关；气的布散在上焦，与心、肺的开达有关。气开到一定程度就会开始阖，此时就要依靠肺的敛降、胃肠的通降，以及三焦水道的通达，才能把气一直收到下焦，封藏到肾，这样就构成了一个周流循环。如果下焦气化源头出了问题，即肾阴、肾阳不足，人就没有活力和朝气。

针刺哪里可以加强下焦气化呢？其核心就在手掌根部的大陵穴区域。将手全息取象为人体，那么掌根大陵穴处就对应人体的会阴部。大陵穴向上一寸，约当"生命线"的分叉处，对应人体的肚脐（神阙穴）。将肚脐后方与命门之间等分为十等分，前三分和后七分的交界处就是玉环穴。此处是下丹田所在的位置，也是非常重要的穴位。在大陵穴处进针，针尖朝向劳宫穴方向，进针位置偏浅，针刺到"生命线"分岔处，这个针法叫作"大陵海上明月"。该针法可以促进下焦气化。有的患者就诊时脉很细软，双尺沉弱，浑身无力，体力很差，时有心慌、头晕，这时就可以用大陵海上明月针法，双侧针刺，一会儿便可见效。例如，有一个女性患者，随着一个交流团到了任之堂中医门诊部，在交流过程中她提出自己月经一致延期。我在切脉时发现她双尺脉不足，提示其下焦气化不足，于是就针刺大陵穴，两侧各刺一针。针刺后大约一刻钟，她的月经就来了，见效很快。

除此之外，还可以在大叉穴处进针。大叉穴位于拇指和食指之间的虎口处。放松虎口时，最低褶皱凹陷处就是大叉穴，此处亦对应会阴部。选取 0.16mm 的细针，从大叉穴处进针，针刺到拇指掌骨和食指掌骨交汇处，然后再退出进针长度的三分之二，保持进针深度不变，稍做捻转，即可激发下丹田，增强下焦的气化作用。

二、腹针中的"引气归元"

很多时候，五脏六腑的功能失调，其根本都是源头的力量不足，下焦元气亏虚。肾阴、肾阳不足，肾精太亏，则气化无力。很多人用脑过度，阳气浮于上，呈现双甲脉势，双尺不足。因为下焦肾阴、肾阳被过度消耗，气整体浮于上，此时用针刺激一下，增强气化，往往有效，但不长久，也不是根本解决之法。如何才能让气恢复正常循环呢？腹针中有个针法叫作引气归元，其具体操作是：第一针针刺中脘穴，第二针针刺下脘穴，第三针针刺关元穴，第四针针刺气海穴，这四针针刺完成后再针刺两侧的天枢穴。这个针法可以帮助气收到关元穴处，故名引气归元。我们将这个针法与"阴阳九针"相结合，用于治疗虚甲脉势，其具体操作是：先用"引气归元"针法将气收回来，待尺脉渐起再用"大陵海上明月"针法或针刺大叉穴加强下焦气化。

三、手针中的"引气归元"

冬季天气寒冷，脱衣不便，我们就可以针刺手指来代替施行引气归元针法，因为在手部全息理论中中指指腹对应头部。若患者呈现双甲脉势，提示其阳气浮于上，上焦郁滞，故而气难下降，此时就需要"提壶揭盖"。欲使气下降，先宜宣通，即提壶揭盖之法。在腹针的全息取象中，中脘穴对应头顶，中脘和下脘之间对应颈椎，所以在中指顶端刺一针，然后在中指靠近手掌的第一掌指关节处刺一针，接着在手掌中央的劳宫穴处刺一针，最后在"生命线"分叉下方近大陵穴处刺一针，此四针就相当于腹针"引气归元"针法中针刺中脘、下脘、气海、关元四穴。针刺此四穴，气向下行，下焦元气就充盈了，效果很好。

四、"颠倒阴阳"针法

中指是手厥阴心包经所过之处，心包经起于膻中穴，应用"提壶揭盖"针法同时也能将膻中穴处的气向两侧释放。膻中穴为"气会"，所以很多时候气不降，就是因为这里堵住了。"提壶揭盖"针法既能从上到下疏通任脉，又能把中丹田膻中穴的气向两侧释放，气的流通趋势就像一个"十"字。如果再在印堂穴处刺一针，这个"十"字就更加清晰了。如果将手竖起来看，是引气下行的针法；如果将手臂展开、手掌平放来看，则是一个横着的"十"字，所以我们将其命名为"颠倒阴阳"针法。之所以叫"颠倒阴阳"针法，是因为阳郁在上，不得下降，而用针的目

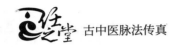

的是促进阳向下行、阴向上升，即颠倒阴阳。女子"七七"之年、男子"八八"之年过后天癸竭，易形成虚性甲字脉势，出现诸多病症，此时用"引气归元"针法和"颠倒阴阳"针法，效果都很好。

五、"秋风扫叶"针法

如果尺脉不是很虚，两手脉仍亢，属青壮年的实性甲字脉势，怎样针刺治疗呢？头两侧为足少阳胆经所过之处，为少阳之气所主；头前部为足阳明胃经所过之处，为阳明之气所主；后枕部为足太阳膀胱经所过之处，为太阳之气所主；正中的督脉主一身阳气。督脉之气上升，太阳之气从背部下降，少阳之气从侧面下降，阳明之气从前胸下降，这样就构成了一个升降循环。很多时候，大脑静不下来，头两侧发热，两鬓斑白，如果搓一搓耳背部还会闻到一股很重的味道，这些都是胆火不降、三焦不通的表现。传统针灸治疗胆火不降往往从胆经入手，如针刺下肢的阳陵泉穴；如果是前胸部气不降就针刺足三里穴。借用取象思维，膝关节顶部对应头骨，膝关节两侧对应头两侧，针刺足三里穴和阳陵泉穴就能促进胆胃之气下降；如果夹有痰湿，就加用丰隆穴。如果采用阴阳九针来治疗就更简单了，将手竖起握拳，拳的桡侧对应头的外侧，头左侧气不降，针刺左小指外侧（图3）；头右侧气不降，针刺右小指外侧；前面气不降，就针刺大拇指正中（图4）。

左手对应督脉，右手对应任脉，督脉后升，任脉前降，这是正常循环。头两侧的少阳之气向下降，督脉的阳气向上升，这也是一个正常循环。如果患者呈现实性双甲脉势，表现为偏头痛、后颈部发胀，同时还伴有头晕，就属于头两侧的气不降，进而影响督脉阳气的上升。若少阳、阳明之气不降，气浮在上，头就会发胀，我们往往认为是肝阳上亢。其

实这种情况不是肝阳上亢，而是胆火不降。胆胃之气一降，循环就能恢
复正常了。我们将大拇指竖起来，在其两侧各刺一针，针尖朝下，过指
关节，这个针法就叫作"秋风扫叶"，用于降胆平肝效果非常好。如果颈
椎病伴有恶心呕吐，属于胃气不降，可以在大拇指前面加一针"针通人
和"；想要力量更强一点，就针刺"通天彻地"以通中脉，浊气一降，清
气自然上升。所以针对实性双甲脉势阳气郁于上的情况，要重点降少阳、
阳明之气。

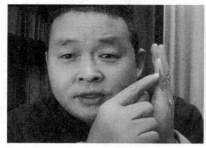 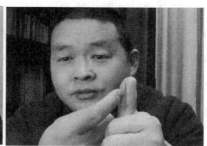

图 3 "秋风扫叶"针法示意图　　　图 4 "针通人和"针法示意图

六、"天一生水"针法

临床上，还有一种比较常见的脉势格局是左申右甲脉势，右手甲字
脉势提示前面的气不降，左手申字脉势提示肝郁、督脉不升。此类患者
常有颈椎病、慢性咽炎和胃病。后面的气升不上去，所以颈部不舒服、
血压升高；前面的气又降不下去，所以咽喉不舒服、胃胀、反酸、打嗝。
针刺治疗时，一方面要降前面的浊气，另一方面还要升背部的清气。如
果选用组合针法，可以左手针刺"飞龙在天"，右手针刺"通天彻地"。
这种组合针法虽然有效，但还不够精准。因为左手是申字脉势，其左尺
明显不足，而右手是甲字脉势，右寸肺脉偏亢，其背后就存在金不生水

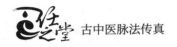

的潜在病机。针刺右手"通天彻地"虽然能够把前面的气降下去，但不一定能把肺气调到左尺。我们有一个精准的针法——"天一生水"针法，可以直接将右寸的能量调到左尺，促进金生水。

哪里对应天部和左尺肾水部呢？食指桡侧是手阳明大肠经所过之处，根据《易经》思维，大肠对应乾卦，乾卦又对应天。右寸浮取是大肠脉，沉取是肺脉。当右手寸脉浮郁而大时，不是肺气郁闭，而是大肠的气机郁滞。泻大肠可以降肺气，脏有邪治其腑，所以在右手商阳穴处用半寸针刺一针，就可以将郁闭之气打开，提壶揭盖，气就能降下去了。至于气降到哪里，我们可以加以引导，使其降到左尺，即左手小拇指的根部附近，更精准一些就是降到心经的少府穴附近。所以用半寸的针针刺少府穴，就能将不降之气引到左尺。针刺完再切脉，就会发现右手脉没那么亢了，左尺脉也不那么沉了，甚至左手脉整体呈现出平脉脉象。肾水不足的患者往往表现为眼睛干涩、腰腿酸软，采用"天一生水"针法可以很快缓解症状；如果伴有右手关脉偏大，提示中焦郁滞，就加刺"针通人和"。

七、"引气通督"针法

借用"天一生水"针法将气引到左尺之后，如果能气化，就会沿着督脉上升；如果不能上升到头部，可能因为督脉气机郁滞，可见左关脉郁，后背部夹脊区不通。我们把"天一生水"针法中针刺少府穴那一针变化一下，改从后溪直刺。针刺后溪可以通督脉，使督脉之气上升，这就同步解决了左关郁滞的问题。如果用1.5寸的针从后溪穴直刺，针刺越深，通得越高。所以背部疼痛时要用稍长的针刺，颈椎不舒服就要用更长的针刺。"引气通督"针法，就是完成一个由阳向阴转化，再由阴向阳转化的大循环。

假设患者肾阳虚，阳气不足，同样是左申右甲的脉势格局，我们将其右侧亢盛之气收到左尺后，如果下焦肾阳不足，无法气化，怎么办呢？这时我们就要将前面讲到的针法结合起来，在"天一生水"的基础上，加一针"大陵海上明月"，这样下焦就重新获得了气化的力量。有些患者身体虚弱，脉象整体细软，双尺空虚，呈现左申右甲脉势，如果按照上述组合针刺气就会越转越顺，正常的循环也就能慢慢建立起来了。

八、"无中生有"针法

如果患者大脑静不下来，神游在外，不能回归；或识神太强，干扰元神当家，扰乱气机运行，就针刺神门穴，让神回归。针刺完神门穴后，神入体内，再用"天一生水"针法使肺气下降，则整体外部的能量就会进入入体内，下焦的气越聚越多，经过气化再由督脉升上去，循环就恢复正常了，这个针法就叫作"无中生有"针法。很多体虚的患者采用此针法针刺后，身体变得很舒服，效果很好。

九、"白云朝顶"针法

如果患者头部昏沉，呈现双由脉势，两寸沉弱而关尺粗大，如何让他的气升上去呢？首先，我们可以针刺两手大拇指背部的"飞龙在天"穴，将督脉的阳气升上去。其次，还可以针刺头顶百会穴，针刺方向宜顺着督脉运行的方向从后往前刺，然后在百会穴两侧旁开一寸处各刺一针，此三针起协同作用，共同促进阳气上升。以上即为"白云朝顶"针法，该针法可以更好地把阳气调到头部，使头脑清醒。

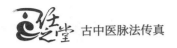

十、"二龙戏珠"针法

有些患者头晕，伴双侧肩膀酸痛沉重，呈现双由脉势，怎样针刺调理呢？若将手背取象为背部，那么虎口就对应肩背连接处，第一、第二掌骨交会处就对应两侧肩胛骨之间的区域，此处在阴阳九针中称为"天门"。双手掌心相对，大拇指在上，在虎口赤白肉际处各刺一针就能将背部的能量打开；再在百会穴处刺一针，阳气就能从背部升到头顶了，肩膀就舒服了，头也不晕了，这个组合针法就叫作"二龙戏珠"针法。凡是由字脉势、双寸不足、关尺有力的患者，就特别适合用这个针法。如果关尺无力，脉搏较慢，表示阳气不仅升不上去，而且明显不足，这时要先用"大陵海上明月"针法，再用"二龙戏珠"针法。下焦为气化之源，无论何种脉势，只要脉整体沉取偏弱、搏动较慢，就适合用"大陵海上明月"针法来增强气化之力。

十一、"开四门"针法

头为诸阳之会，腹为诸阴之会，腹部的阴性物质气化后就能产生能量；如果不气化，人的阳气就不足。如果患者出现头晕、心慌、气短、浑身无力等症状，只要辨证属阳气不足，就可以用理疗灯照射一会儿腹部，腹部一暖，就能促进阴向阳转化，气也就能升起来了。

如果患者头晕日久，颈腰背部都不舒服，手背关节青紫，说明督脉整体不通畅，此时就需要用针刺的方法放松整个背部，宜"开四门"。手背部，第一、第二掌骨交汇处即为天门穴，第四、第五掌骨交汇处即为地门穴，第三、第四掌骨交汇处即为人门穴，第二、第三掌骨交汇处即为和门穴，此四穴合称为天、地、人、和四门。五个掌骨共有四个交汇点，地门在最下面，从下向上依次打开就相当于将脊柱内储存的能量全部释放出来了，这个力量是非常大的。

曾经有一位中风患者，头部昏沉、嗜睡，我们给他用了补肾健脾、益气升阳的药，效果都不太理想；后来试着针刺四门穴，患者嗜睡的症状就改善了，甚至连续针刺两天后兴奋得晚上睡不着觉。我还治疗过一位老太太，她的背驼得很严重，总是感觉头晕、心慌，进到诊室后一坐在椅子上就晕厥了，把周围人都吓坏了。我立刻针刺她的四门穴，不一会儿她的脸色就变得红润了，头也能抬起来了，也可以和周围的人说话了。由此可见，针刺四门穴对于背部督脉气机郁滞引起的疾病效果很好。

传统针灸方法中有"开四关"一说，即针刺双侧合谷穴和太冲穴。开四关可以使胸腹的气向四周释放，从而缓解胸腹部胀满的问题。如肝硬化腹水的患者，腹胀很严重，就可以开四关使腹气流通，减轻腹胀。开四关是泻法，开四门同样如此。针对郁滞不通的实证，开四关、开四门的效果都很好。如果是虚证，治疗当下有效，后面就会越来越虚，所以一定要辨清虚实，方可用针。

十二、"搭生死桥"针法

如果是单纯的双申脉势，左申表示督脉不升，右申表示任脉不降，怎么解决呢？解决的思路有很多，如阴阳九针的"春风扶柳"针法可以解决左关郁的问题；"针通人和"针法可以解决右关郁的问题；内劳宫穴透刺外劳宫穴可同时解决双关郁的问题，特别是针对双申脉势引起的胸闷、胸痛，透刺效果更佳，该针法又称为"搭生死桥"针法。临床上常用2.5寸或3寸的针进行透刺。曾经有个老太太找我看病，她的心脏病

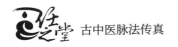

很严重，又是长途跋涉，一进门就嘴唇发紫、脸色发青、胸部闷痛。我切其脉见双关郁大，于是就直接用 2.5 寸的针，内关穴透刺外关穴，来回行针几次，患者才慢慢缓过来了。

十三、"万病一针"针法

针对双申脉势，传统针刺方法还可以针刺双后溪穴和双列缺穴。列缺通任脉，后溪通督脉。无论是双甲脉势、双申脉势、双由脉势，还是左申右甲脉势，都有任督二脉循环不畅的问题。抛开细节，就是督脉不升、任脉不降。畅通任督二脉是养生治病的核心，如果再加上源头活水，即针刺印堂穴，效果会更好。

为什么印堂穴是源头活水呢？因为两眉之间对应松果体，是我们的元神所在之处。针刺源头活水后元神当家，就由它来主宰气机了，这个针法也叫作"万病一针"针法。其原理就是启用元神，把松果体的核心能量调动出来，促进气的运行。源头活水作用在神的层面，以神领气，高屋建瓴。前面所有的组合针法都可以配伍该针法，而所有的病症也都可以先刺这一针。安神定志后再调气，便会游刃有余。

全息无处不在，以印堂为中心、在面部中央区构成一个"大"字，其中两眉对应双上肢，山根至印堂对应躯干，鼻两侧法令纹对应双下肢，鼻头则对应生殖器。如果患者左肩部不舒服，先刺一针"源头活水"，再从印堂向左侧眉头方向刺一针；如果是右上肢不舒服，就从印堂向右侧眉头刺一针，也能立竿见影。因为是从调神的角度治疗的，与一般的调气思路是不同的，它能调动深层的能量。如果胁肋胀痛或腹股沟处不舒服，可以从鼻旁迎香穴进针，由下向上斜刺，针尖抵达鼻根两侧处，左右各刺一针，再加上"源头活水"，就组成了"鼻三针"。"鼻三针"还可以治疗髋关节坏死、精索静脉曲张、输卵管不通等病症。

如果患者头晕，就要从百会穴向前额方向针刺，以促进督脉的能量上升；如果是患者腰酸，就要从百会穴向后枕部针刺，以促进头部的能量下降到腰部；如果患者两侧肩膀不舒服，就从百会穴向两侧肩膀方向针刺……人体每个部位都可以按照全息理论进行划分，百会穴的全息之法就是调动大脑的能量来治疗全身的疾病。

用针之妙，存乎一心！

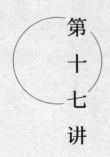

第
十
七
讲

凭脉艾灸之法

中药、针刺和艾灸，是中医临床疗法中常用的三种方式。其中艾灸简单、方便、实用，被广泛应用在临床和养生保健中。药之不及，针之不到，必须灸之。若用药治疗的效果不理想，同时针刺又不方便，就可以考虑加用艾灸或单用艾灸治疗。艾灸之法，扶阳第一，尤其是现代人大多阳气不足、脉沉迟无力，属于典型的虚寒体质，更适合应用艾灸调理。

一、艾灸的作用

艾灸有两大作用：一是温补；二是温通。温补就是通过持续的艾灸，缓慢补充人体阳气，为阳虚畏寒患者的首选之法。更重要的是，我们可以借助艾灸温和的力量破阴邪，起到通的效果。于温补之中兼具温通之力，这是我们对艾灸的一个基本认识。好的艾条，如陈年蕲艾，闻起来特别清香，让人感觉很舒服，还可安心神、定魂魄。在流行性感冒盛行之时，我们可以在家里熏点艾，利用它的清透芳香之性辟秽浊，净化空间。

二、施灸的要点

其一，艾者，爱也。爱是我们生命能量的源头，万物生长都源自爱。艾灸的时候会产生一种温暖的力量，其味道闻起来也特别的舒适。爱与艾，在品质上是相通的，都是一股温暖的正气。如果艾灸师怀着慈悲之心，专注为人做艾灸，就会产生不可思议的力量。

其二，灸者，久也。艾灸的灸是"火"字上面加一个"久"字，因而提示我们：每一次施灸的时间要长一些，并且要连续灸一段时间，才

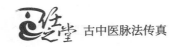

能有效。

当明白了"艾""灸"这两个字的含义之后，我们在施行艾灸的时候就要先把心态调整好，即带着爱心，以虚静的状态，专注地为患者做艾灸。以医者之神，引导艾之力量，持续地灌注和滋养患者。爱的品质，能使艾的力量更好地发挥出来。现在很多人为求便捷，使用工具和机器辅助艾灸，这与传统艾灸相比，效果自然大打折扣。

三、艾灸的三个阶段

艾灸在具体操作时可以分为灸前、灸中和灸后三个阶段，每一阶段都很重要，环环相扣。

1.灸前要通

艾灸更多的是一种温补和温通的作用，因此在灸之前要尽量保证身体是通畅的，尤其是艾灸之处，一定先要疏通。有些人做完艾灸之后，会出现身痒、起疹，或咽干咽痛的表现。这就是由于艾灸的热量没有很好地渗透进去，郁滞在某处所出现的反应。所以在艾灸之前一定先要疏通身体上所有可能出现郁滞的地方。

怎样判断身体哪里郁滞不通呢？这就需要结合前面讲的脉诊内容了。郁脉点所代表的位置通常就是郁滞不通之处。根据郁脉点，我们可以提前进行有针对性地疏通，而疏通最简单的方法就是拍打。

当左关郁大时，有几个核心之处需要疏通，第一个是左手的手肘部。通过全息取象，左肘部对应左关脉，直接在此处进行拍打，出痧较透之后再切左关脉就会发现其郁大之象明显变小，甚至消失了。左手脉对应背部，因此也可以拍打背部，拍打完之后在背部做艾灸，其温和的力量就能缓慢地渗透进去了。如果左关郁大的人，不提前进行拍打，直接做督脉灸，很可能会出现背部瘙痒、起红疹等症状。

第二个要疏通的地方是两胁。胁肋是肝胆经循行所过之处，乃肝胆之分界。很多肝胆气郁之人，其郁滞之气就堵在胸胁部，可表现为胸胁苦满或胁肋胀痛。有的是主观感觉，即感觉胁肋部胀闷；有的是客观体征，即按压胁肋部有明显压痛感。针对这种情况，我们可以在胸胁部直接进行手法点按揉搓，即搓两胁。

当通过拍打左肘部和搓两胁将左关郁滞散开之后，还需要一个出口，这时就涉及第三个要疏通之处——胆经阳陵泉穴。肝胆互为表里，脏有邪治其腑，拍打胆经阳陵泉穴，待痧出完之后，再跺跺脚，就能给邪以出路，将郁滞之气充分排出去了。

有时郁脉点不完全在左关，而是在寸关之间，提示督脉在夹脊区有郁滞。此时可以在两肩胛骨之间的夹脊区进行刮痧，待紫红色的痧出净后，郁脉就会变小。如果身边没有刮痧板，也可以选择在该区域进行拍打，用掌背有节奏地快速拍打背部，使整个背部发热，也能起到疏通作用。

另一个容易郁滞之处是右关脉。有的人总感觉胃不舒服，稍微吃多一点就胃胀、消化不良、小腹偏凉，其脉右关浮取郁大而沉取无力，右尺也不足。这时就需要通过艾灸补充下焦的能量，促进下焦气化。但其中焦也有郁滞，就要先拍打右手肘部，因为右肘对应右关，其气相通。还可以选择揉腹，揉腹之法最能疏通腹气，腹气一通则中焦得通。足三里穴通降阳明的效果较好，所以揉完腹部可以再拍打右侧的足三里穴。同样的，拍完痧之后还要跺脚，让浊气更好地降下去。经过上述处理，再艾灸腹部，效果就会更好，而且还能避免"上火"。

如果郁脉出现在右手寸关之间，就提示胸部的膻中区有郁滞。现在很多人按压膻中区都感觉不舒服，甚至有明显的刺痛感，表明其有很多负面的情绪没有及时纾解。心肺有邪，其气留于两肘。膻中区域的郁滞与心肺之气不畅有关，因此拍打两肘就能疏通膻中。膻中穴又是心包经的起始处，拍完两肘之后，再从手肘向手腕方向沿着心包经拍打，尤其要重点拍打内关穴使其出痧。"心胸内关谋"，内关取象对应膻中。临床上，凡内关处见青筋凸起者，其膻中区必然郁滞。内关是心包经上最易郁滞之处，故宜重点疏通。同理，在全部拍打完成之后，要甩甩手，让无形的痧气更好地排出去。

有的人是由字脉势，其关尺脉整体有粗大之象，说明下焦有湿浊，湿阻气机。但单独切其尺脉又觉无力，说明其下焦之气不足，湿邪内陷。这类人经常腰酸胀痛，骶骨处偏凉。如果单纯做艾灸，灸完之后可能会出现便秘、腹部和臀部瘙痒的症状。这是因为邪郁下焦，艾灸的温补之力渗透不进去，反增郁热，因此需要提前拍打八髎穴疏通。

临床上，经常会遇到这样的患者，其下焦很虚，夜尿频，腰腹部偏凉，但服用补下焦的药或是艾灸过后出现腹胀、咽喉干痛。这其实是因为下焦虚且不通畅，所以要先疏通再培补。很多妇科疾病或男科疾病都会伴随腰痛的症状，这些问题的核心病机看似为下焦能量不足，但其实还伴随有下焦不通畅的问题，因此都应该先拍打腰部的八髎穴和腹股沟区，然后再有针对性地补下焦。

腹股沟两髀区是足三阴经通向腹部的要塞，坐位时该区域容易受挤压而郁滞不畅。拍打两髀区能让腹部之气流通到下肢，拍打八髎穴能够让背部之气沿督脉上行。

2.灸中相应

通过切脉，我们可以判断郁脉点，进而将对应的区域疏通，然后就可以放心地进行艾灸了，那么具体应该灸哪里呢？

简单来说就是哪里不足灸哪里。如何判断哪里气血不足呢？简单的方法就是切脉。双手同时切患者的六部脉，通过比较察独找出六部脉中最虚、最弱、最无力的那部脉，其对应的区域就是身体需要提升能量之处，进而利用艾灸进行有针对性地温补和温通。基于脉与形体的对应关系，如果是左尺脉最弱，就重点灸八髎穴；如果是右尺脉最弱，就重点灸神阙、关元和气海穴；如果是左寸脉最虚，就重点灸至阳和大椎穴；如果是右寸脉最虚，就重点灸印堂和膻中穴。通过切脉我们发现，大部分人的六脉中最不及的脉点是尺脉和寸脉，所以以上所列穴位就是临床施灸的常用部位。

现在很多人脾胃不好，中焦处于一种虚滞的状态，如果想艾灸，先要按照右关郁大的方式进行疏通，然后再按照一定组合进行艾灸，即以神阙穴为中心，上面取中脘穴，下面取关元穴，左右取天枢穴。这样组合起来，就能很好地促进中焦气化了。

总之，艾灸虽然是养生治病的方便疗法，亦不能滥用。若根据病症艾灸，容易流散无穷、迷失整体，唯有凭脉施灸，才更具方向性和针对性，也更有效。当虚弱之处的能量补足后，身体的内在循环慢慢恢复了，其他症状就自然缓解了。

3.灸后宜收

艾灸结束后是否就结束了呢？不是的。为了防止艾灸之后可能出现的上火或者艾灸能量流失的情况，我们还需要把能量收一收，因此要用到一些小技巧，具体如下。

第一个方法，灸后搓脚踝。医者用双手抱住患者的脚踝，来回搓大概五分钟，以脚踝温热为度，如太极周天灸就常用此法收尾。因为内踝处有足三阴经通过，外踝处有足三阳经通过，所以脚踝乃交通要塞之处，当把脚踝搓热之后，气上下的能量通道就更加顺畅了；而且脚踝处皮肉薄弱，又是关节所在，容易受寒，所以要重点呵护。搓脚踝的时候，医者和患者的注意力都需要集中在该区域，这样可以起到更好的引火归原、引气下行的效果。搓脚踝还是一个非常好的保健方法，日常生活中如果容易上火，如反复发作口腔溃疡、咽喉痛等，都可以通过搓脚踝来治疗。

第二个方法，常规艾灸后再灸五至十分钟足三里穴。因为阳明主通降，阳明降则百脉皆降，而足三里穴又是最能降阳明之气的腧穴，所以灸足三里穴收尾能以土伏火。

第三个方法，灸后做金鸡独立导引功。每次艾灸结束后可以让患者单腿站立约十分钟，这样对于平衡上热下寒很有帮助，尤其是对于性情急躁、经常上火的甲字脉势患者更为适宜。

第四个方法，灸后喝少量淡盐水。盐为咸味，有润下之功。饮少量淡盐水，能引气入肾，促进气机更好地阖到下焦。日常生活中，如果是轻微上火，咽喉痛，也可以试试喝淡盐水治疗。

第五个方法，灸后搓涌泉穴并贴敷肉桂吴茱萸粉。涌泉穴是肾经的起始穴，位于人体下部。刺激该穴既可补肾，又能引气归元。搓热涌泉穴可以短时间的刺激，而用药物贴敷则更为持久。取等量的肉桂和吴茱萸打成粉，每次取适量，用陈醋调成糊状，敷于涌泉穴处，再用胶布或者膏药固定，睡前贴敷，晨起取掉。这个方法既能引气归元以补肾，又能引阳入阴而助眠。为什么选择这两味药呢？肉桂善引火归原，其味甘，故能以土伏火。吴茱萸是辛温的，辛者散也，温者通也；同时又有苦味，所以苦降作用还很强。它既能将体内的寒湿之气化开，又能将上冲的浊阴和虚火降下去。常规的辛温药大多是上行的，但是吴茱萸和肉桂能散阴邪、降逆气，乃温降之佳品。

　　以上五种收敛降气的方法都非常简便有效，如果想要艾灸的效果更好，可以全部采用。例如，艾灸结束后，先让患者喝一些淡盐水，然后为其搓搓脚踝，再让其回去后"金鸡独立"一会儿，睡前再贴敷一下涌泉穴。这样既能避免艾灸导致的上火，又能将艾灸的能量充分渗透进去。

　　很多人只知道灸，却不知灸前宜通、灸中相应、灸后宜收，艾灸的效果自然大打折扣。

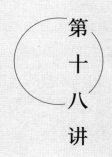

第十八讲

凭脉指导食疗

俗语有言，"药补不如食补"。食疗是很好地调理身心健康的方式，下面将重点叙述如何通过切脉来指导食疗。

一、饮食的重要性

饮食是日常生活的一部分，时时刻刻影响着我们的身体健康。与用药、针刺相比，我们更提倡在日常生活中通过调整饮食、起居作息等去调节身体平衡。很多疾病，尤其是慢性病，往往都源自不良的生活习惯，因而从生活层面的调养才是治疗疾病的理想方法。

1.食物是最好的药物

现在很多老年人的基础病比较多，例如高血压、糖尿病、骨质疏松、关节疼痛等，如果按照目前的医疗方式，可能每天要吃很多药，这些药加起来对身体造成的负担可想而知。因此，我们就需要重新认识疾病，转换对症治疗的思维模式。例如，鼻炎、咽炎、颈椎病、肩周炎、高血压、高血脂、冠心病等，看似每一个都是独立的疾病，传统的思维方式是针对每一种疾病用药，慢慢就会发现疾病不断变化，用药也越来越多，效果往往不佳。在古中医的疾病观里，没有孤立的疾病，只有整体的失调，疾病是整体失调的局部表现。站在整体的角度去认识局部的问题，思路才能更加清晰、明确，处理方式也相对简单。基于此，我们的用药原则就是调整体，具体运用到食疗上也是如此。

俗话说"是药三分毒"，这是有一定道理的，因为药物的偏性太大，长期服用会导致身体的失衡。因此，我们平时应尽量少用药物，可以尝试通过食物去解决身体失衡的问题，因为食物较为平和，更适合长期调养使用。

人体能量的获取主要有三种方式——饮食、睡眠和呼吸，其中饮食又是非常重要的一部分。关注饮食，永远不会过时。懂得饮食养生，可以少生病，甚至不生病。所以，我们要对饮食物的性味有一定了解，更重要的是，要对自身的体质状态、能量状态有所把握。每个人的能量状态、精神状态都不一样，因此在选择食物的时候应该有针对性，进行个性化食疗。

2.以食物的气味治病

食物的性味相对平和，更适合长期服用。饮食的搭配，如同药物的配伍；火候的把握，就像治病的时机，其理一也。厨房可以变成药房，常用的食材就是治病的良药。我们需要开启这样的智慧，即通过生活层面合理搭配饮食来及时调整身心的失衡。

药物和食物的治病原理是一样的，即以药食之偏性纠正人体之偏颇。所谓药食的偏性，即指四气、五味，以及其特有的形质。其中四气是指药食本身的寒热温凉之性，这是古人通过实践总结出来的。药物也好，食物也罢，都有其各自的寒热温凉属性。大部分的食物是偏平性的，只有少部分偏温热或偏寒凉。温度决定开阖，是说温度会改变气的振动频率，温则开，凉则阖。温热性的食材会让气机升散，寒凉性的食材会让气机收敛，理解了这一点，我们就可以利用日常的食材来调理身体了。例如，当我们受寒之后，肌表郁闭，此时需要发汗解表，就可以选用温性的食材，如葱白、生姜、胡椒等，利用它们的温热之性来帮助我们发散阳气。又如，如果我们感觉燥热、咽喉痛，就可以稍微喝点冰醋水，慢慢地喝，就能把浮热之气降下去。

因此，熟悉了生活中常用食材的寒热温凉之性，然后利用温度决定开阖的原理，我们就可以巧妙地用食物来治疗疾病了。食物的偏性不大，不容易纠偏太过，更适合长期服用，因此也更适合我们在日常生活中体会中医理论。

五味，是指酸、苦、甘、辛、咸五种味道。这五种味道，对人体气机的影响是不一样的。"辛者散也"，辛味的食材，如辣椒、花椒、桂皮等，能促进气机宣通；"酸者收也"，酸味的食材，如山楂、柠檬、西红柿等，能促进气机收敛；"苦者降也"，苦味的食材，如苦瓜、苦菊等，能促进气机下降；"咸者润下、软坚也"，咸味的食材，如腌制食物、海产品等，能促进气机下达于肾，并能软化硬物；"甘者缓也、补也"，甘味的食材，如大枣、麦芽糖、巧克力等，能让气行缓慢，并能补气。还有一种特殊的味道，其酸、苦、甘、辛、咸味都不明显，整体偏淡，即淡味，它能渗利水湿、疏通三焦，如冬瓜、薏苡仁等。

如果将辛味和甘味搭配起来，"辛甘化阳"，就能够化生阳气。桂皮这个食材很有特点，它兼具辛、甘两种味道，既有辛辣味又有甘甜味，并且还是温性的，所以它是厨房中的扶阳佳品。阳虚畏寒之人，或受寒感冒，如果能喝酒，可以尝试一下肉桂酒。白酒和肉桂都是辛温之物，两者配伍既能化生阳气，又能发散阳气。

若将酸味和甘味搭配起来，"酸甘化阴"，就能够化生阴液。"酸甘化阴"的经典应用就是酸梅汤，其味酸酸甜甜，能生津液。夏季天气炎热，出汗多，津液大量外泄，容易口干舌燥，此时不如喝点冰镇酸梅汤，不但能生津液，而且其冰爽之性也能平衡体内燥热。

熟悉了四气五味的特性，我们就可以根据患者当下的状态灵活搭配食物。如果气升不起来，开不出去，就搭配辛甘偏温的食材；如果气浮散在外，降不下去，就搭配酸苦偏凉的食材；如果体内气不足，比较疲乏，就搭配味甜的食材。这样有升、有降、有开、有阖，再加上补，气就循环起来了。当然，大部分情况下，我们建议食物以清淡为主，淡食胜灵丹，淡味能通利，也更健康。现在很多人喜欢重口味的食物，湘菜、川菜大行其道。从饮食习惯来说，这在某种程度上反映人们普遍压力偏大，情志不畅，处于压抑的状态。因为当体内的气机非常通畅时，我们是会喜欢吃清淡的食物的，不需要用重口味来刺激味蕾。

3.以食物的形状、质地治病

花者华也。一些花类，如玫瑰花、月季花、菊花等，具有开达气机的作用。花有绽放之象，能美容养颜，又能愉悦心情；经常喝点花茶，还能缓解气郁。叶者散也。叶子有发散之象，平时多吃绿叶菜，有助于疏通体内气机。对于寸关郁大的人，绿叶菜和花茶是不错的选择。根者升也。根吸收土壤的养分后向上输送给茎和叶，所以根是主升的。寸脉不足之人，适合食用根类食物，如冬笋、莲藕、香菜根等。子者降也。种子是植物的生殖器官，能够走肾，将能量封藏到肾，所以子是主降的。尺脉不足之人，日常生活中适合食用种子类食物，如五谷杂粮、坚果等。茎者通也。梗茎连通着上面的叶和下面的根，起沟通上下的作用，所以茎类是主通的。关脉郁滞之人，适合多吃点梗茎类食物，如莴笋、芹菜、空心菜梗等。

二、如何辨证施膳

对于食物的四气、五味及形质，我们已经有了一定了解，具体如何运用呢？首先，要借助切脉快速把握人体的失调状态，然后根据辨证通过搭配食物进行有针对性的施膳。

第一种情况，如果感觉很累，四肢无力，脉沉取无力，属于典型的气虚。这时我们要多吃甘味的食物，如馒头、米饭、面条等以及时补充糖分，因为凡是甘味的食物都有补气的作用。在临床上，遇到低血糖的患者，如表现为心慌、手抖、头晕、出虚汗，给他喝点红糖水就能缓解。脉象偏虚，容易心慌的人，可以随时携带一些糖果，有备无患。

第二种情况，如果脉搏无力，且搏动缓慢，畏寒神疲，就属于典型的阳虚。凭脉食疗，我们可以选用温性的食物，再用甘味和辛味搭配，取辛甘化阳之意。例如，用生姜炖羊肉，再配点馒头就很好。阳虚之人，经常吃些姜片糖，身体就会舒服一些。

第三种情况，如果脉偏细涩，左尺不足，提示体内阴液亏虚。凭脉食疗，我们可以选择一些滋阴的饮品，如银耳莲子羹、怀山燕窝汤等；还可以吃一些酸甜口味的菜肴，如糖醋里脊、菠萝咕咾肉，因为酸味和甘味搭配有酸甘化阴之意。

第四种情况，如果脉偏细软，双尺沉弱空虚，提示不仅气血不足，而且精亏。凭脉食疗，我们一定要多吃主食。主食主要选择五谷杂粮，这些都属于种子类食物，具有补精的作用。《黄帝内经》言"五谷为养"。五谷能够持续滋养我们的精气，而菜类、肉类和瓜果等都只能起到辅助补益的作用。

如果体内的气机明显失调，呈现偏由字脉势、申字脉势或甲字脉势，该如何通过食物搭配来调整呢？

由字脉势之人湿气重，阳气升不起来，因此在除湿的同时还要升阳，可以服用冬瓜海带鸽子汤，再搭配洋葱炒木耳。冬瓜和海带都能通三焦、利水湿，还是减肥佳品；鸽子属于飞禽，本乎天者亲上，有提升阳气的作用，因此冬瓜海带鸽子汤就能解决湿阻阳陷的问题。洋葱乃辛温之品，生食则发散力强，炒熟后又具有香甜味，是补气升阳的佳品；木耳禀木之余气而生，被称为血管"清道夫"。洋葱炒木耳这道菜，对养护心脑血管很有帮助。由字脉势之人，常有脑供血不足的问题，容易发

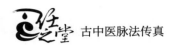

生脑梗死，所以很适合食用这道菜。

申字脉势之人，气机郁结在中焦，要多食用茎叶类的蔬菜，口味可以适当偏辣一点；同时要少吃油腻的荤菜，因为其难以消化，不利于气的流通。对于甲字脉势的人，其气升有余而沉降不足，饮食上就要经常食用带点酸味、苦味的食物，如凉拌苦瓜、醋熘白菜等。

三、经典菜肴里的中医智慧

酸菜鱼火锅是一道很受欢迎的菜肴，其实做这道菜时，调料的搭配是很有讲究的。其中的酸菜是酸味，能收敛气机。鱼肉比较黏滞，因为"鱼生痰，肉生火"。所以酸菜搭配鱼，整体是一个偏阴的状态。如果一个偏由字脉势的胖人，晚餐只吃酸菜鱼，那么他可能产生很多黏痰，就会打鼾，睡得不踏实。如果在这道酸菜鱼火锅中加入两种食材——花椒和干辣椒，取干辣椒的香辣味和花椒的麻辣味，这样就有散有收，有动有静，有补有泻，有阴有阳了，此时吃这道菜就比较舒服了。

所以，一个好的厨师一定是要懂得阴阳搭配，懂得平衡之道。药食同源，食物的搭配和组方用药是一样的道理。

北京烤鸭，非常有名，为什么鸭子烤着吃比较好呢？因为鸭子属于水禽，常年生活在水里，其性偏寒，所以用火烤着吃能够平衡其肉质中的寒性，这就是阴阳搭配。鸡肉要怎样吃呢？斗鸡是我国古时的一项民间娱乐活动，可见鸡的性情是比较好斗的，其火的属性比较强，因此应该用水来平衡其热性。所以鸡肉炖着吃，既健康又营养。流传下来的经典菜肴，或适合绝大部分人吃的菜肴，一般都符合阴阳搭配的原则，其中就蕴含着平衡之道。

烟火人间虽不易，中医为伴保安康！

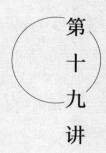

第十九讲

凭脉指导运动

"流水不腐，户枢不蠹。"一个鲜活的生命，每时每刻都在运动，我们体内的气在时刻不停地有序运动。动，是一种生机的体现，如心之跳动、脉之搏动。

一、运动要得法

生命在于运动，但是运动要得法。很多时候，我们只重视前面一句，却忽略了后面的法。其实如果运动不得法，不得其要，可能适得其反。例如，现在很多人喜欢晚上去跳广场舞，喜欢夜跑。这些方式显然是不合适的，因为它违背了法于阴阳的原则。适合做什么样的运动，什么时候做比较好，做到什么程度，运动后要注意什么，这些都是有讲究的。运动之法，要顺势，要得机，要合度。

二、运动要顺势

《温病条辨》有云："动则生阳。"运动有助于气血流通，但是运动的方式有很多，如有上肢运动、下肢运动、躯干运动，有偏于体力的运动，有偏于脑力的运动，该如何选择适合自己的运动方式呢？

我们可以通过切脉来判断。例如，由字脉势的人，脉下大上小，气机升发不足，因此适合多做上肢运动。上肢属于两寸范畴，活动上肢就可以导引气血上行。若能坚持运动，日久就能调平脉势。所以由字脉势的人，运动方式应该以上肢运动为主，如打乒乓球、打拳击、吊单杠等。假如由字脉势的人每天踢毽子，可能适得其反了。圆运动养生功法中有一个动作叫作"顶天立地"，特别适合寸脉不足的人练习，尤其是在早上练习更能顺势升发阳气。"顶天立地"的动作要领：双脚站立与两肩同宽，双手十指交叉，举过头顶，掌心向上。站稳之后，脚跟微微踮起。保持上肢向上撑的力，整个人处于一种拔伸的状态。该动作持续三至五分钟会感觉后背发热，慢慢额头也会出汗，表示阳气已经升上去了。

甲字脉势的人，脉上大下小，气机升发太过，平时就适合多做下肢运动，如踢足球、踢毽子。还有一种比较简便的运动方式，就是用脚踩在擀面杖上来回移动，即用擀面杖给足底做按摩。这样一方面可以刺激足部，将气血引到脚上，平衡甲字脉人上热下寒的失调状态；另一方面可以借助足底的全息之象，在滚动过程中刺激足底的敏感点，又能有针对性地疏通相应区域。足部反射疗法，简单又实用，每天睡前操作还有助于睡眠。甲字脉势的人，还适合经常静坐。比如，闭上眼睛，将专注力放在下丹田的位置，进行缓慢的腹式呼吸，使浮散在外的能量逐步内收内敛，使神返体内、气归丹田。静坐再加上呼吸导引，就能调整我们体内的能量分布，日常调理，非常实用。

除此之外，"金鸡独立"这个动作也很适合甲字脉势的人练习。这个动作很简单，就是一条腿站立，另一条腿抬起，高度不限，要点是将重心放在站立的腿上，保持身体稳定，双腿轮流站立。还有一点需要注意，运动除了讲究顺势以外，还要有量的累积。任何运动，只做一两次很难达到效果，贵在坚持。所以运动不在于每次的量有多大，只要方向正确、方法得当，时间会给你答案。

申字脉势的人，关脉大，寸尺脉小，提示中焦郁滞，气机升降不利。因此，申字脉势的人适合多做四肢运动，即同时活动手和脚，如走路时可以大幅度地前后甩手，或者一边跑步一边鼓掌，这样就可以达到开四方而运中央的效果，使能量从中央流向四方，中焦的郁滞慢慢就散开了。现在很多人肚子比较大，其主要原因就是久坐少动，能量郁滞在胸腹部；加之生活、工作压力大，多思多虑，情志抑郁，肝脾郁滞，又不注意饮食，导致中焦的肝、胆、脾、胃整体都是郁滞不通的。能量郁在中焦，不能流向四肢和头部，就会头部昏沉、四肢乏力，进而困倦懒动，而不动又会加重气郁，久而久之就形成了恶性循环。如何打破僵局呢？动起来，少坐卧，多活动手脚，就能避免很多代谢性疾病的发生。

申字脉势的人，尤其是右手申字脉势明显的人，适合多揉腹。腹为生命之本，专注地揉腹可以疏通腹部气机，让浊气通过二便排出去。当揉腹成为一种习惯，"大肚子"也会逐渐消失。左申左关郁大的人，要多搓两胁部，因为很多情志不畅、肝气郁滞的人经常表现为胁肋胀痛或胸胁苦满，按压其肋间隙常有多个压痛点。所以这类患者平时要多搓胁肋部，从胸骨沿着肋间隙推按，遇到痛点一定要点按揉开。搓完两胁后，再将双手举起来，好好拍打一下腋窝。《灵枢·邪客》曰："肝有邪，其气流于两腋。"腋窝也是情绪的"窝藏"处，因此要经常拍打疏通。

如果是左申右甲脉势的人，就需要做组合运动，如先揉腹，使中焦气机顺畅，然后在上午时多做上肢运动促进左路气机升发，在下午时就集中做下肢运动帮助右路气机敛降。我们通过形体动作的导引，再配合呼吸，就能调整身心的状态。

三、运动要得机

得机涉及时间，即什么时候运动最合适。从一天来说，白天属阳主开，夜晚属阴主阖；从四季来说，春夏属阳主开，秋冬属阴主阖。《素问·生气通天论》言："故阳气者，一日而主外，平旦人气生，日中而阳气隆，日西而阳气已虚，气门乃闭。是故暮而收拒，无扰筋骨，无见雾露，反此三时，形乃困薄。"这段话是说，一日之中，气的运行是有规律的，3点对应立春，阳气始生；9点对应立夏，阳气始长；15点对应立秋，阳气始收；21点对应立冬，阳气始藏。这就是一日与四时之气的对应。在一日之中，我们的生活作息应当大体符合这个生、长、收、藏的规律。即在早上 3 ～ 5 点起床，晚上不要超过 21 点入睡。起床后先做做运动，让阳气升发起来，这样一天才会有很好的能量循环。春夏养阳，从 3 点到 15 点应以升发阳气为主。由字脉势的人应在这段时间里多做上肢运动，确保阳气能更好地升发起来，即得天时。秋冬养阴，从 15 点到 21 点应以收敛阳气为主。甲字脉势的人在这段时间里多做下肢运动，就能起到事半功倍的效果。21 点以后主藏，这段时间就不适合再做运动了。春季和夏季可以早点起床，秋季和冬季可以稍微晚点起床，到了冬季晚上就尽量不要运动了。得机的问题，主要涉及天时，要灵活把握。法于阴阳，合于四时，这是大的原则。

四、运动要合度

运动方式因人而异，此为顺势；于恰当的时机运动，此为得机；每次运动的时长及达到的程度适宜，此为合度。首先，运动理应成为生活的一部分，每日均应进行适量的运动。切不可一次运动过量，亦不能"三天打鱼，两天晒网"。就运动的频率而言，应持之以恒，而不应断断续续。运动，倘若每日坚持不懈、日益精进，一旦形成习惯，由量变达到质变，便能获益匪浅；倘若断断续续地进行，时有时无，极容易放弃，难以取得显著成果。运动的程度，宜令全身微微出汗，不宜大汗或无汗。通过持续且柔和的运动，可以让全身适度出汗，使每个毛都打开、自由呼吸。大汗会损伤正气，而无汗则效果不佳。至于度的把握，如果能怀着觉知去运动，内心自会有答案。

每次运动完之后一定要养护身体，及时擦干汗水，更换衣物，多饮温水。切忌长时间汗湿裹衣、大量饮冷，或汗出当风。

生命在于运动，运动在于得法。最好的运动方式，就是以一颗纯粹的心，全神贯注地干活，安于当下，活动四肢，才能越干越有劲头，越干越健康。例如，一位专注打理自家花园的人，心无旁骛地照顾花草，在此期间，其不仅心境平和，四肢也得到了充分锻炼，达到了养神与养形的融合。又如，那些在农田中辛勤耕耘的农民，纯粹地进行劳作，也在不知不觉间收获了身心的健康。

头脑简单，心无妄念，清静为宝，养神也！

四肢发达，中土斡旋，气血流畅，养形也！

虚其心，实其腹，弱其志，强其骨！

《医间道——十站旅行带你进入中医殿堂》

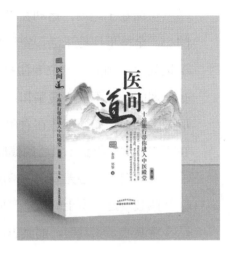

○ 书名:《医间道——十站旅行带你进入
中医殿堂》(第二版)
○ 书号:978-7-5132-5788-6
○ 作者:余浩　郑黎

编辑推荐

中医入门经典之作
任之堂主人亲撰的首部中医学畅销书
一版狂印19次,修订增补,重装上市

内容介绍

　　本书为任之堂中医入门经典之作。第一版印刷19次,广受好评,本版为修订增补版。

　　书中以十站旅行的形式分解学习中医的必经之路,按照中医基础、中药、药方、病机、治法、医理、临床、医案的顺序介绍了中医药知识。以旅行提示的形式与读者互动,提出问题,并推荐读者进行相关内容的扩展阅读,帮助读者将学习过程深入下去。

　　本书创造性地提出了"脏腑阴阳气血循环图"这样图形化的学习工具帮助读者更为形象直观地理解中医理论,介绍中药时根据某一脏腑疾病用何药来分类等,处处紧扣临床实用,使读者更容易学以致用。

　　全书以口语化的行文,把深奥的医理尽可能阐述得简单同时有趣,并穿插了作者的临床验案,可读性较强。